应考掌中宝

内 经 速 记

主 编　王玉兴

编 委　（按姓氏笔画排序）

　　　　王洪武　田　露　杨锦惠

U0346385

中国中医药出版社

·北京·

图书在版编目(CIP)数据

内经速记 / 王玉兴主编. — 北京：中国中医药出
版社，2017.9
（应考掌中宝）
ISBN 978 - 7 - 5132 - 4325 - 4

Ⅰ. ①内… Ⅱ. ①王… Ⅲ. ①《内经》-医学院校-
自学参考资料 Ⅳ. ①R221

中国版本图书馆 CIP 数据核字(2017)第 162423 号

中国中医药出版社出版

北京市朝阳区北三环东路 28 号易亨大厦 16 层
邮政编码　100013
传真　010 - 64405750
廊坊市晶艺印务有限公司印刷
各地新华书店经销

开本 889×1194　1/64　印张 2.5　字数 75 千字
2017 年 9 月第 1 版　2017 年 9 月第 1 次印刷
书号　ISBN 978 - 7 - 5132 - 4325 - 4

定价　12.00 元
网址　www.cptcm.com

社 长 热 线　010 - 64405720
购 书 热 线　010 - 89535836
维 权 打 假　010 - 64405753

微信服务号　zgzyycbs
微商城网址　https://kdt. im/LIdUGr
官方微博　http://e. weibo. com/cptcm
天猫旗舰店网址　https://zgzyycbs. tmall. com

如有印装质量问题请与本社出版部联系(010 - 64405510)

前○言

为了帮助中医药院校考生学习、复习和应考,我们在全国中医药院校遴选了具有丰富的专业教学经验以及相关考试辅导和培训经验的一线教师,编写了本套"应考掌中宝"丛书。本丛书以全国高等中医药院校规划教材及其教学大纲为基础,结合编者们在各自日常专业教学及各种相关考试辅导和培训中的经验,并参照研究生入学、临床执业医师资格等考试的要求,对教材全部考点进行系统归纳而编写的一套便携式的学习、应考用书。其中,考点的覆盖范围与教学大纲要求一致,并适当结合了其他相关考试的考试大纲。本丛书的编写顺序与教材的章节顺序基本相同,可以为中医药院校本科生、专科生、中医药成人教育学生、中医执业医师资格考试人员及其他学习中医药的人员同步学习和复习提供帮助,使学习、应考者能快速掌握学习重点、复习要点和考试难点。

　　本丛书包括《中医基础理论速记》《中医诊断学速记》《中药学速记》《方剂学速记》《针灸穴位速记》《推拿学速记》《内经速记》《伤寒论速记》《金匮要略速记》《温病学速记》《正常人体解剖学速记》《生理学速记》和《生物化学速记》等 13 个分册。本丛书具有以下特点：① 内容简明直观，高频考点全覆盖；② 重要考点归纳到位，符合记忆和复习规律；③ 浓缩精华，其"短、平、快"的形式和"精、明、准"的内容结合完美。方便考生在短时间内把握考试精髓，抓住常考点和必考点，稳而准地拿到高分，顺利通过考试。

中国中医药出版社

2017 年 2 月

编写 ● 说明

　　《内经速记》为"应考掌中宝"丛书中的一种,是专为应对各层次《内经》科目考试而编写的口袋书。在编写过程中力求精选内容、重点突出、设问醒目、适用面广。为了便于掌握,在确保考试通过的前提下,对教材中非重点内容进行了删节,以便考生能够快速记忆并理解掌握。

　　本书除绪论外,分为五个部分,包括原文识记、原文归纳、词句解释、简要分析和精华阐述。① 原文识记部分以教学大纲为依据,罗列重点背诵经文,适用于单项选择、多项选择、填空、判断等题型的回答。② 原文归纳部分是对经文的规律性组合列表,适用于单项选择、多项选择、填空、判断、简答、论述等题型的回答。③ 词句解释部分对重要名词术语进行简要解释,适用于名词解释、单项选择、多项选择、判断、简答等题型的回答。

④ 简要分析部分是针对需要重点阐释并掌握的内容所进行的分析,适用于多项选择、简答和判断等题型的回答。⑤ 精华阐述部分是针对需要掌握理解的精华内容所进行的系统论述,适用于多项选择、判断、简答、论述以及病案分析等题型的回答。

本书的编写既有一线教师命题思路和阅卷尺度,又融入不同层次考生临场体验和试后感受,体现了教与学在考前复习环节中的相互助力。由于水平有限,欠妥之处难免,敬请师生提出改进建议,以便修改完善。

王玉兴

2017 年 2 月 16 日

目○录

绪◦论

【词句解释】

1 内经："内"与"外"相对。"经"是经典、常道、门径之意。《内经》的医学原理和法则是后世医学的常规、典范,也是认识人体生理病理的必由门径。

2 素问:是黄帝与岐伯等人平素相互问答内容的整理记录。

3 灵枢:一般认为是"灵机之枢要"的意思。也有认为是因王冰热衷道家,把道家书籍的名称加以改造而成,其含义蕴涵着道家思想。

【简要分析】

1 现在通行的《内经》版本是哪两种?

现在通行的《重广补注黄帝内经素问》是经唐代王冰收集整理,重新编次,并经北宋林亿等校正而流传至今的。现在通行的《灵枢经》,是南宋史崧校正本,刊行流传至今。

2 杨上善《黄帝内经太素》的主要特点是什么？

本书用"以类相从"的方法，将《内经》原文分为 19 大类，每类分若干篇目，并加以注释。本书是注释《内经》的早期作品，《素问》部分保存了王冰改动之前的原文，具有很高的文献价值。

3 王冰《重广补注黄帝内经素问》的主要特点有哪些？

一是对《素问》重新整理编次，将全书厘定为 24 卷，并在篇目及内容方面做了增删。二是在注释方面，大体上都能深入浅出，并提出了许多有价值的观点。三是经他次注的《素问》被宋代校正医书局刊印后成为历史上流传最为广泛的版本。

4 张介宾《类经》的主要特点有哪些？

张介宾《类经》是现存全部分类《内经》最完善的一部著作，汇为 32 卷，390 篇。附著《类经图翼》15 卷，凡义有深邃，言不能赅者，加以图像，翼以说明。他的注释富有哲理，简明畅达，文采优美，而且多能结合临床实践予以阐发，其中有不少真知灼见，能发前人之所未发。

5《内经》的主要注家及其注本有哪些？

唐初杨上善《黄帝内经太素》，唐代王冰《重广补注黄帝内经素问》，明代马莳《黄帝内经素问注证发微》和

《黄帝内经灵枢注证发微》、吴崑《内经素问吴注》、张介宾《类经》、李中梓《内经知要》,清代张志聪《黄帝内经素问集注》和《黄帝内经灵枢集注》、高世栻《黄帝素问直解》、姚止庵《素问经注节解》,日本丹波元简《素问识》和《灵枢识》等。

6 简述《内经》的学术价值。

(1) 奠定了中医学独特的理论体系。

(2) 确立了"天地人三才"医学模式。

(3) 是一部治病的法书。

(4) 树立了多学科研究医学的典范。

(5) 创建经络学说,发明针灸疗法。

(6) 其医学成就在世界医学史上独树一帜,对世界医学的贡献不可低估。

【精华阐述】

1 试述《内经》的成书年代。

关于《内经》的成书年代,历代医家、学者的观点有很大分歧。归纳起来主要有四种意见:① 黄帝时代;② 战国时期;③ 秦汉之际;④ 汉代,主要是西汉,其中有些篇章形成于东汉。"黄帝内经"书名首见于《汉书·艺文志》,而《汉书·艺文志》乃是东汉班固根据《七略》摘编而成。《七略》则是西汉末年汉成帝时代刘向、刘歆父子奉召收集整理的我国第一部图书分类目录。据此证明，《内经》的成书年代当不晚于西汉末年。司马迁的《史记》是我国第一部通史，记载了从远古黄帝时代至汉武帝时长达三千余年的历史，收录了包括医史人物及医学著作在内的历代科技文化及人物史料，但未见《内经》书名，说明《内经》的成书当在《史记》成编之后。据史学家考证，《史记》约于汉武帝太初元年（公元前104年）至征和二年间（公元前91年）撰成。因此，推测《内经》的成书时间应在《史记》之后、《七略》之前的公元前一世纪内。

2 为什么说《内经》是"医家之宗"？

首先，从内容来看，《内经》并非一人一时一地之作，而是在一个相当长的时期内，众多医家们经验的总结汇编。它全面阐述了中医学理论的系统结构，反映出中医学理论原则和学术思想，构建了中医学理论体系框架，为中医学的发展奠定了基础。其二，中医学史上的著名医家和医学流派，从其学术思想的传承性来说，基本上都是在《内经》理论体系的基础上发展起来的。其三，《内经》所揭示的生命活动规律及其思维方式，对当代以及未来生命科学的研究和发展也有一定的启示。因此，历代医家非常重视《内经》，尊之为"医家之宗"。

第一部分 ◎ 原文识记

101 夫上古圣人之教下也,皆谓之虚邪贼风,避之有时,恬惔虚无,真气从之,精神内守,病安从来。

是以志闲而少欲,心安而不惧,形劳而不倦,气从以顺,各从其欲,皆得所愿。故美其食,任其服,乐其俗,高下不相慕,其民故曰朴。

是以嗜欲不能劳其目,淫邪不能惑其心,愚智贤不肖,不惧于物,故合于道。所以能年皆度百岁而动作不衰者,以其德全不危也。(以上《素问·上古天真论》)

102 夫四时阴阳者,万物之根本也。所以圣人春夏养阳,秋冬养阴,以从其根;故与万物沉浮于生长之门。逆其根,则伐其本,坏其真矣。

故阴阳四时者,万物之终始也,死生之本也。逆之则灾害生,从之则苛疾不起,是谓得道。道者,圣人行之,愚者佩之。从阴阳则生,逆之则死;从之则治,逆之

则乱。反顺为逆,是谓内格。(以上《素问·四气调神大论》)

103 阴阳者,天地之道也。万物之纲纪,变化之父母,生杀之本始,神明之府也。治病必求于本。故积阳为天,积阴为地。阴静阳躁,阳生阴长,阳杀阴藏。阳化气,阴成形。寒极生热,热极生寒。寒气生浊,热气生清。清气在下,则生飧泄;浊气在上,则生䐜胀。此阴阳反作,病之逆从也。

故清阳为天,浊阴为地;地气上为云,天气下为雨;雨出地气,云出天气。故清阳出上窍,浊阴出下窍;清阳发腠理,浊阴走五脏;清阳实四肢,浊阴归六腑。

壮火之气衰,少火之气壮。壮火食气,气食少火。壮火散气,少火生气。

气味,辛甘发散为阳,酸苦涌泄为阴。阴胜则阳病,阳胜则阴病。阳胜则热,阴胜则寒。重寒则热,重热则寒。

风胜则动,热胜则肿,燥胜则干,寒胜则浮,湿胜则濡泻。

天有四时五行,以生长收藏,以生寒暑燥湿风。人有五脏化五气,以生喜怒悲忧恐。故喜怒伤气,寒暑伤形。暴怒伤阴,暴喜伤阳。厥气上行,满脉去形。喜怒不节,寒暑过度,生乃不固。

故重阴必阳,重阳必阴。故曰:冬伤于寒,春必温病;春伤于风,夏生飧泄;夏伤于暑,秋必痎疟;秋伤于湿,冬生咳嗽。

天地者,万物之上下也;阴阳者,血气之男女也;左右者,阴阳之道路也;水火者,阴阳之征兆也;阴阳者,万物之能始也。故曰:阴在内,阳之守也;阳在外,阴之使也。

阳胜则身热,腠理闭,喘粗为之俯仰,汗不出而热,齿干以烦冤,腹满死,能冬不能夏。阴胜则身寒,汗出身常清,数栗而寒,寒则厥,厥则腹满死,能夏不能冬。此阴阳更胜之变,病之形能也。

年四十,而阴气自半也,起居衰矣。年五十,体重,耳目不聪明矣。年六十,阴痿,气大衰,九窍不利,下虚上实,涕泣俱出矣。

故邪风之至,疾如风雨,故善治者治皮毛,其次治肌肤,其次治筋脉,其次治六腑,其次治五脏。治五脏者,半死半生也。

故天之邪气,感则害人五脏;水谷之寒热,感则害于六腑;地之湿气,感则害皮肉筋脉。

故善用针者,从阴引阳,从阳引阴,以右治左,以左治右,以我知彼,以表知里,以观过与不及之理,见微得过,用之不殆。

善诊者，察色按脉，先别阴阳。审清浊而知部分；视喘息、听音声，而知所苦；观权衡规矩，而知病所主；按尺(尺肤)寸(寸口)，观浮沉滑涩，而知病所生。以治无过，以诊则不失矣。（以上《素问·阴阳应象大论》）

104 所谓五脏者，藏精气(神)而不泻也，故满而不能实。六腑者，传化物而不藏，故实而不能满也。

凡治病，必察其下，适其脉，观其志意，与其病也。（以上《素问·五脏别论》）

105 食气入胃，散精于肝，淫气于筋。食气入胃，浊气归心，淫精于脉。脉气流经，经气归于肺，肺朝百脉，输精于皮毛。毛脉合精，行气于府，府精神明，留于四脏。气归于权衡，权衡以平，气口成寸，以决死生。

饮入于胃，游溢精气，上输于脾，脾气散精，上归于肺，通调水道，下输膀胱，水精四布，五经并行。合于四时五脏阴阳，揆度以为常也。（以上《素问·经脉别论》）

106 阳者天气也，主外；阴者地气也，主内。故阳道实，阴道虚。故犯贼风虚邪者，阳受之；食饮不节，起居不时者，阴受之。阳受之则入六腑，阴受之则入五脏。入六腑则身热，不时卧，上为喘呼；入五脏则䐜满闭塞，下为飧泄，久为肠澼。

故喉主天气，咽主地气。故阳受风气，阴受湿气。故阴气从足上行至头，而下行循臂至指端；阳气从手上行至头,而下行至足。故曰:阳病者上行极而下,阴病者下行极而上。故伤于风者,上先受之;伤于湿者,下先受之。

帝曰:脾病而四肢不用何也? 岐伯曰:四肢皆禀气于胃,而不得至经,必因于脾乃得禀也。今脾病不能为胃行其津液,四肢不得禀水谷气,气日以衰,脉道不利,筋骨肌肉皆无气以生,故不用焉。

帝曰:脾与胃以膜相连耳,而能为之行其津液何也? 岐伯曰:足太阴者三阴也,其脉贯胃,属脾,络嗌,故太阴为之行气于三阴。阳明者表也,五脏六腑之海也,亦为之行气于三阳。脏腑各因其经而受气于阳明,故为胃行其津液。四肢不得禀水谷气,日以益衰,阴道不利,筋骨肌肉,无气以生,故不用焉。

帝曰:脾不主时何也? 岐伯曰:脾者土也。治中央,常以四时长四脏,各十八日寄治,不得独主于时也。脾脏者,常著胃土之精也。土者生万物而法天地,故上下至头足不得主时也。(以上《素问·太阴阳明论》)

107 故肺气通于鼻,肺和则鼻能知臭香矣;心气通于舌,心和则舌能知五味矣;肝气通于目,肝和则目能辨五色矣;脾气通于口,脾和则口能知五谷矣;肾气通于耳,肾和则耳能闻五音矣。五脏不和则七窍不通;六腑不和则留为痈。(以上《灵枢·脉度》)

108 诸脉者,皆属于目;诸髓者,皆属于脑;诸筋者,皆属于节;诸血者,皆属于心;诸气者,皆属于肺,此四肢八溪之朝夕也。

故人卧血归于肝,肝受血而能视,足受血而能步,掌受血而能握,指受血而能摄。(以上《素问·五脏生成》)

109 人受气于谷,谷入于胃,以传与肺,五脏六腑,皆以受气,其清者为营,浊者为卫,营在脉中,卫在脉外,营周不休,五十而复大会,阴阳相贯,如环无端。卫气行于阴二十五度,行于阳二十五度,分为昼夜,故气至阳而起,至阴而止。

壮者之气血盛,其肌肉滑,气道通,营卫之行不失其常,故昼精而夜瞑。老者之气血衰,其肌肉枯,气道涩,五脏之气相搏,其营气衰少而卫气内伐,故昼不精,夜不瞑。

中焦亦并胃中,出上焦之后,此所受气者,泌糟粕,蒸津液,化其精微,上注于肺脉,乃化而为血,以奉生身,莫贵于此,故独得行于经隧,命曰营气。

营卫者,精气也。血者,神气也。故血之与气,异名同类焉。故夺血者无汗,夺汗者无血。(以上《灵枢·营卫生会》)

110 凡刺之法,先必本于神。血脉营气精神,此五脏之所藏也。

天之在我者德也，地之在我者气也。德流气薄而生者也。

故生之来谓之精，两精相搏谓之神，随神往来者谓之魂，并精而出入者谓之魄。

所以任物者谓之心，心有所忆谓之意，意之所存谓之志，因志而存变谓之思，因思而远慕谓之虑，因虑而处物谓之智。

故智者之养生也，必顺四时而适寒暑，和喜怒而安居处，节阴阳而调刚柔。如是则僻邪不至，长生久视。

（以上《灵枢·本神》）

111 人始生，先成精，精成而脑髓生，骨为干，脉为营，筋为刚，肉为墙，皮肤坚而毛发长。谷入于胃，脉道以通，血气乃行。

经脉者，所以能决死生，处百病，调虚实，不可不通。

（以上《灵枢·经脉》）

112 夫百病之始生也，皆生于风雨寒暑，清湿喜怒。喜怒不节则伤脏，风雨则伤上，清湿则伤下。三部之气所伤异类。

三部之气各不同，或起于阴，或起于阳，请言其方。喜怒不节则伤脏，脏伤则病起于阴也。清湿袭虚，则病起于下，风雨袭虚，则病起于上，是谓三部，至于其淫泆，不可胜数。

风雨寒热,不得虚,邪不能独伤人。卒然逢疾风暴雨而不病者,盖无虚,故邪不能独伤人。此必因虚邪之风,与其身形,两虚相得,乃客其形。两实相逢,众人肉坚。其中于虚邪也,因于天时,与其身形,参以虚实,大病乃成。气有定舍,因处为名,上下中外,分为三员。

卒然多食饮则肠满,起居不节,用力过度,则络脉伤。阳络伤则血外溢,血外溢则衄血;阴络伤则血内溢,血内溢则后血。(以上《灵枢·百病始生》)

113 夫自古通天者,生之本,本于阴阳。天地之间,六合之内,其气九州、九窍、五脏、十二节,皆通乎天气。其生五,其气三,数犯此者,则邪气伤人,此寿命之本也。

苍天之气,清净则志意治,顺之则阳气固,虽有贼邪,弗能害也,此因时之序。故圣人传精神,服天气,而通神明。失之,则内闭九窍,外壅肌肉,卫气散解,此谓自伤,气之削也。

阳气者,若天与日,失其所则折寿而不彰。故天运当以日光明。是故阳因而上,卫外者也。

阳气者,烦劳则张,精绝,辟积于夏,使人煎厥;目盲不可以视,耳闭不可以听。溃溃乎若坏都,汩汩乎不可止。阳气者,大怒则形气绝,而血菀于上,使人薄厥。有伤于筋,纵,其若不容。汗出偏沮,使人偏枯。汗出见湿,乃生痤痱。高粱之变,足生大丁,受如持虚。劳汗当风,寒薄为皶,郁乃痤。

阳气者,精则养神,柔则养筋。开阖不得,寒气从之,乃生大偻。陷脉为瘘,留连肉腠,俞气化薄,传为善畏,及为惊骇。营气不从,逆于肉理,乃生痈肿。魄汗未尽,形弱而气烁,穴俞以闭,发为风疟。

故风者,百病之始也。清静则肉腠闭拒,虽有大风苛毒,弗之能害,此因时之序也。故病久则传化,上下不并,良医弗为。故阳畜积病死,而阳气当隔。隔者当泻,不亟正治,粗乃败之。

故阳气者,一日而主外。平旦人气生,日中而阳气隆,日西而阳气已虚,气门乃闭。是故暮而收拒,无扰筋骨,无见雾露,反此三时,形乃困薄。

阴者,藏精而起亟也;阳者,卫外而为固也。阴不胜其阳,则脉流薄疾,并乃狂。阳不胜其阴,则五脏气争,九窍不通。是以圣人陈阴阳,筋脉和同,骨髓坚固,气血皆从。如是则内外调和,邪不能害,耳目聪明,气立如故。

风客淫气,精乃亡,邪伤肝也。因而饱食,筋脉横解,肠澼为痔。因而大饮,则气逆。因而强力,肾气乃伤,高骨乃坏。

凡阴阳之要,阳密乃固。两者不和,若春无秋,若冬无夏。因而和之,是谓圣度。故阳强不能密,阴气乃绝。

阴平阳秘，精神乃治；阴阳离决，精气乃绝。因于露风，乃生寒热。

阴之所生，本在五味；阴之五宫，伤在五味。是故味过于酸，肝气以津，脾气乃绝。味过于咸，大骨气劳，短肌，心气抑。味过于甘，心气喘满，色黑，肾气不衡。味过于苦，脾气不濡，胃气乃厚。味过于辛，筋脉沮弛，精神乃央。（以上《素问·生气通天论》）

114 故《大要》曰：谨守病机，各司其属，有者求之，无者求之，盛者责之，虚者责之，必先五胜，疏其血气，令其调达，而致和平，此之谓也。（以上《素问·至真要大论》）

115 今夫热病者，皆伤寒之类也。或愈或死，其死皆以六七日之间，其愈皆以十日以上者。

巨阳者，诸阳之属也。其脉连于风府，故为诸阳主气也。

人之伤于寒也，则为病热，热虽甚不死。其两感于寒而病者，必不免于死。

诸遗者，热甚而强食之，故有所遗也。若此者，皆病已衰而热有所藏，因其谷气相薄，两热相合，故有所遗也。帝曰：善。治之奈何？岐伯曰：视其虚实，调其逆从，可使必已矣。帝曰：病热当何禁之？岐伯曰：病热少愈，食肉则复，多食则遗，此其禁也。

凡病伤寒而成温者，先夏至日者为病温，后夏至日者为病暑。暑当与汗皆出，勿止。（以上《素问·热论》）

116 黄帝问曰：有病温者，汗出辄复热，而脉躁疾不为汗衰，狂言不能食，病名为何？岐伯对曰：病名阴阳交，交者死也。帝曰：愿闻其说。岐伯曰：人所以汗出者，皆生于谷，谷生于精。今邪气交争于骨肉而得汗者，是邪却而精胜也，精胜则当能食而不复热。复热者邪气也，汗者精气也，今汗出而辄复热者，是邪胜也。不能食者，精无俾也。病而留者，其寿可立而倾也。且夫《热论》曰：汗出而脉尚躁盛者死。今脉不与汗相应，此不胜其病也，其死明矣。狂言者，是失志，失志者死。今见三死，不见一生，虽愈必死也。

帝曰：有病身热，汗出烦满，烦满不为汗解，此为何病？岐伯曰：汗出而身热者，风也；汗出而烦满不解者，厥也，病名曰风厥。帝曰：愿卒闻之。岐伯曰：巨阳主气，故先受邪，少阴与其为表里也，得热则上从之，从之则厥也。帝曰：治之奈何？岐伯曰：表里刺之，饮之服汤。（以上《素问·评热病论》）

117 善言天者，必有验于人；善言古者，必有合于今；善言人者，必有厌于已。如此，则道不惑而要数极，所谓明也。

经脉流行不止，环周不休。寒气入经而稽迟，泣而

不行。客于脉外则血少,客于脉中则气不通,故卒然而痛。(以上《素问·举痛论》)

118 黄帝问曰:肺之令人咳,何也?岐伯对曰:五脏六腑皆令人咳,非独肺也。帝曰:愿闻其状。岐伯曰:皮毛者,肺之合也。皮毛先受邪气,邪气以从其合也。其寒饮食入胃,从肺脉上至于肺,则肺寒,肺寒则外内合邪,因而客之,则为肺咳。

五脏各以其时受病,非其时各传以与之。人与天地相参,故五脏各以治时,感于寒则受病,微则为咳,甚则为泄、为痛。(以上《素问·咳论》)

119 风寒湿三气杂至,合而为痹也。其风气胜者为行痹,寒气胜者为痛痹,湿气胜者为著痹也。

所谓痹者,各以其时重感于风寒湿之气也。

诸痹不已,亦益内也。其风气胜者,其人易已也。

其入脏者死,其留连筋骨间者疼久,其留皮肤间者易已。

六腑亦各有俞,风寒湿气中其俞,而食饮应之,循俞而入,各舍其腑也。

五脏有俞,六腑有合,循脉之分,各有所发,各随其过,则病瘳也。

荣者,水谷之精气也。和调于五脏,洒陈于六腑,乃能入于脉也。故循脉上下,贯五脏,络六腑也。卫者,水谷之悍气也。其气慓疾滑利,不能入于脉也。故循皮肤之中,分肉之间,熏于肓膜,散于胸腹,逆其气则病,从其气则愈,不与风寒湿气合,故不为痹。

痛者寒气多也,有寒故痛也。其不痛不仁者,病久入深,荣卫之行涩,经络时疏,故不通;皮肤不营,故为不仁。其寒者,阳气少,阴气多,与病相益,故寒也。其热者,阳气多,阴气少,病气胜,阳遭阴,故为痹热。其多汗而濡者,此其逢湿甚也。阳气少,阴气盛,两气相感,故汗出而濡也。

凡痹之类,逢寒则虫,逢热则纵。(以上《素问·痹论》)

120 肺者,脏之长也,为心之盖也。

论言治痿者,独取阳明,何也?岐伯曰:阳明者,五脏六腑之海,主润宗筋,宗筋主束骨而利机关也。冲脉者,经脉之海也,主渗灌溪谷,与阳明合于宗筋,阴阳总宗筋之会,合于气街,而阳明为之长,皆属于带脉,而络于督脉。故阳明虚,则宗筋纵,带脉不引,故足痿不用也。

各补其荥而通其俞,调其虚实,和其逆顺,筋脉骨肉,各以其时受月,则病已矣。(以上《素问·痿论》)

121 其有不从毫毛而生,五脏阳以竭也。津液充郭,其魄独居,孤精于内,气耗于外,形不可与衣相保。

此四极急而动中,是气拒于内而形施于外。

平治于权衡,去菀陈莝。微动四极,温衣,缪刺其处,以复其形。开鬼门,洁净腑,精以时服,五阳已布,疏涤五脏,故精自生,形自盛,骨肉相保,巨气乃平。(以上《素问·汤液醪醴论》)

122 故其本在肾,其末在肺,皆积水也。

肾者,胃之关也。关门不利,故聚水而从其类也。(以上《素问·水热穴论》)

123 诊法常以平旦,阴气未动,阳气未散,饮食未进,经脉未盛,络脉调匀,气血未乱,故乃可诊有过之脉。

切脉动静,而视精明,察五色,观五脏有余不足,六腑(五府)强弱,形之盛衰,以此参伍,决死生之分。

夫脉者,血之府也。长则气治,短则气病,数则烦心,大则病进。上盛则气高,下盛则气胀。代则气衰,细则气少,涩则心痛。浑浑革至如涌泉,病进而色弊;绵绵其去如弦绝,死。

夫(精明)五色者,气之华也。

夫精明者,所以视万物,别白黑,审短长。以长为短,以白为黑,如是则精衰矣。

五脏者,中之守也。(以上《素问·脉要精微论》)

124 平人之常气禀于胃,胃者平人之常气也。人无胃气曰逆,逆者死。

妇人手少阴脉动甚者,妊子也。(以上《素问·平人气象论》)

125 凡治病察其形气色泽,脉之盛衰,病之新故,乃治之无后其时。形气相得,谓之可治;色泽以浮,谓之易已;脉从四时,谓之可治;脉弱以滑,是有胃气,命曰易治,取之以时。

形气相失,谓之难治;色夭不泽,谓之难已;脉实以坚,谓之益甚;脉逆四时,为不可治,必察四难,而明告之。(以上《素问·玉机真脏论》)

126 帝曰:气口何以独为五脏主?岐伯曰:胃者水谷之海,六腑之大源也。五味入口,藏于胃,以养五脏气,气口亦太阴也,是以五脏六腑之气味皆出于胃,变见于气口。故五气入鼻,藏于心肺。心肺有病,而鼻为之不利也。(以上《素问·五脏别论》)

127 黄帝问曰:医之治病也,一病而治各不同,皆愈何也?岐伯对曰:地势使然也。

故圣人杂合以治,各得其所宜,故治所以异而病皆愈者,得病之情,知治之大体也。(以上《素问·异法方宜论》)

128 帝曰:何谓神不使?岐伯曰:针石,道也。精神不进,志意不治,故病不可愈。今精坏神去,荣卫不可复收,何者?嗜欲无穷,而忧患不止,精气弛坏,荣泣卫

除，故神去之而病不愈也。（以上《素问·汤液醪醴论》）

129 帝曰：论言治寒以热，治热以寒，而方士不能废绳墨而更其道也。有病热者寒之而热，有病寒者热之而寒，二者皆在，新病复起，奈何治？岐伯曰：诸寒之而热者，取之阴；热之而寒者，取之阳。所谓求其属也。（以上《素问·至真要大论》）

130 黄帝问曰：妇人重身，毒之何如？岐伯曰：有故无殒，亦无殒也。帝曰：愿闻其故，何谓也？岐伯曰：大积大聚，其可犯也，衰其太半而止，过者死。

郁之甚者，治之奈何？岐伯曰：木郁达之，火郁发之，土郁夺之，金郁泄之，水郁折之，然调其气。过者折之，以其畏也，所谓泻之。（以上《素问·六元正纪大论》）

第二部分 ◦ 原文归纳

201 不同养生方法对比表

两类人群	日常生活	养生态度	不同结果
上古之人 其知道者	法于阴阳（四时昼夜），和于术数，食饮有节，起居有常，不妄作劳	故能形与神俱	尽终其天年，度百岁乃去
今时之人 （不知道者）	以酒为浆，以妄为常，醉以入房，起居无节，务快其心，逆于生乐	以欲竭其精，以耗（好）散其真，不知持满，不时（识）御神	半百而衰也

202 男女两性发育分期表

分期	女子	内在变化	外部表现	丈夫	内在变化	外部表现
发育期	七岁 (7~13)	肾气盛	齿更发长	八岁 (8~15)	肾气实	发长齿更

分期	女子	内在变化	外部表现	丈夫	内在变化	外部表现
发育期	二七 (14~20)	(肾气实) 天癸至,任 脉通,太冲 脉盛	月事以时 下,故有子	二八 (16~23)	肾气盛,天 癸至	精气溢写, 阴阳和,故 能有子
成熟期	三七 (21~27)	肾气平均	真牙生而 长极	三八 (24~31)	肾气平均	筋骨劲强, 故真牙生 而长极
	四七 (28~34)		筋骨坚,发 长极,身体 盛壮	四八 (32~39)		筋骨隆盛, 肌肉满壮
衰退期	五七 (35~41)	阳明脉衰	面始焦,发 始堕	五八 (40~47)	肾气衰	发堕齿槁
	六七 (42~48)	三阳脉衰 于上	面皆焦,发 始白	六八 (48~55)	阳气衰竭 于上	面焦,发鬓 颁(斑)白
				七八 (56~63)	肝气衰	筋不能动
	七七 (49~55)	任脉虚,太 冲脉衰少, 天癸竭	地道不通, 故形坏而 无子	八八 (64~71)	天癸竭,精 少,肾脏衰 五脏皆衰 筋骨解堕, 天癸尽	形体皆极, 则齿发去 发鬓白,身 体重,行步 不正,而无 子耳

203 四季养生调神方法一览表

四季	节气	特点	天地变化	起居养生	精神调摄	天人通应	总则	违逆结果	发病机制
春三月	立春 雨水	发陈	天地俱生 万物以荣	夜卧早起 广步于庭 被发缓形	以使志生 生而勿杀 予而勿夺 赏而勿罚	此春气之 应,养生 之道也	春夏养阳	逆之则伤 肝,夏为 寒变	奉长者少
	惊蛰 春分								
	清明 谷雨								
夏三月	立夏 小满	蕃秀	天地气交 万物华实	夜卧早起 无厌于日 《大素》 作"晚卧 早起"	使志无怒 使华英成秀 使气得泄 若所爱在外	此夏气之 应,养长 之道也	养生养长	逆之则伤 心,秋为 痎疟	奉收者少
	芒种 夏至								
	小暑 大暑								

四季	节气	特点	天地变化	起居养生	精神调摄	天人通应	总则	违逆结果	发病机制
秋三月	立秋 处暑	容平	天气以急 地气以明	早卧早起 与鸡俱兴	使志安宁 以缓秋刑 收敛神气 使秋气平 无外其志 使肺气清	此秋气之应，养收之道也	秋冬养阴	逆之则伤肺，冬为飧泄	奉藏者少
	白露 秋分								
	寒露 霜降								
冬三月	立冬 小雪	闭藏	水冰地坼 无扰乎阳	早卧晚起 必待日光	使志若伏若匿 若有私意 若已有得 去寒就温 无泄皮肤 使气亟夺	此冬气之应，养藏之道也	秋冬养阴	逆之则伤肾，春为痿厥	奉生者少
	大雪 冬至								
	小寒 大寒								

204 不同年龄段体内外变化一览表

年龄段	脏腑气血变化	外部表现	行动特征
十 岁	五脏始定,血气已通,其气在下		好走
二十岁	血气始盛	肌肉方长	好趋
三十岁	五脏大定	肌肉坚固,血脉盛满	好步
四十岁	五脏六腑,十二经脉,皆大盛以平定	腠理始疏,荣华颓落,发颇斑白,平盛不摇	好坐
五十岁	肝气始衰,肝叶始薄,胆汁始灭(减)	目始不明	(好坐卧)
六十岁	心气始衰,血气懈惰	苦忧悲	好卧
七十岁	脾气虚	皮肤枯	(好卧)
八十岁	肺气衰,魄离	言善误	
九十岁	肾气焦,四脏经脉空虚		
百 岁	五脏皆虚,神气皆去	形骸独居而终	

205 十二官相使一览表

六脏	模拟官职	岗位职责	六腑	模拟官职	岗位职责
心	君主之官也	神明出焉	小肠	受盛之官	化物出焉
膻中	臣使之官	喜乐出焉	三焦	决渎之官	水道出焉
肺	相傅之官	治节出焉	大肠	传道之官	变化出焉

六脏	模拟官职	岗位职责	六腑	模拟官职	岗位职责
脾	（谏议之官）	（智周出焉）	胃	仓廪之官	五味出焉
肝	将军之官	谋虑出焉	胆	中正之官	决断出焉
肾	作强之官	伎巧出焉	膀胱	州都之官	津液藏焉，气化则能出矣

206 藏象内容一览表

脏 腑	作 用	外华与机制	四 季 相 应
心	生之本 神之变也	其华在面 其充在血脉	阳中之太阳，通于夏气
肺	气之本 魄之处也	其华在毛 其充在皮	阳（阴）中之太（少）阴，通于秋气
肾	主蛰，封藏之本 精之处也	其华在发 其充在骨	阴中之少（太）阴，通于冬气
肝	罢极之本 魂之居也	其华在爪 其充在筋，以生血气	阳中之少阳，通于春气
脾	仓廪之本 营之居也	其华在唇四白 其充在肌	（阴中之至阴，通于长夏气）
胃、大肠、小肠、三焦、膀胱，名曰器	能化糟粕，转味而入出者也		此至阴之类，通于土气 凡十一（土）脏取决于胆也

207 奇恒之腑与传化之腑比较表

命名	范围	特性	功能	补充
奇恒之腑	脑、髓、骨、脉、胆、女子胞	地气之所生也，皆藏于阴而象于地	藏（精神）而不泻（水谷）	（不受五脏浊气）
传化之腑	胃、大肠、小肠、三焦、膀胱	天气之所生也，其气象天	泻（水谷）而不藏（精神）	此受五脏浊气，此不能久留，输泻者也。魄门亦为五脏使，水谷不得久藏

208 五脏藏舍与虚实病变表

五脏藏舍	五脏之虚	五脏之实
肝藏血，血舍魂	肝气虚则恐	（肝气）实则怒
脾藏营，营舍意	脾气虚则四肢不用，五脏不安	（脾气）实则腹胀，经溲不利
心藏脉，脉舍神	心气虚则悲	（心气）实则笑不休
肺藏气，气舍魄	肺气虚则鼻塞不利少气	（肺气）实则喘喝，胸盈仰息
肾藏精，精舍志	肾气虚则厥	（肾气）实则胀，五脏不安

209 人身六气对照表

六气	来　源	作用与布散	病　状
精	两神相搏,合而成形,常先身生		精脱者,耳聋
气	上焦开发,宣五谷味	熏肤、充身、泽毛,若雾露之溉	气脱者,目不明
津		腠理发泄,汗出溱溱	津脱者,腠理开,汗大泄
液	谷入气满,淖泽注于骨	骨属屈伸,泄泽补益脑髓,皮肤润泽	液脱者,骨属屈伸不利,色夭,脑髓消,胫酸,耳数鸣
血	中焦受气取汁,变化而赤		血脱者,色白,夭然不泽
脉		壅遏营气,令无所避	(脉脱者)其脉空虚

210 经脉卫气志意归纳表

内容	作　用	常平	效　果
经脉	行血气而营阴阳,濡筋骨,利关节	血和	经脉流行,营复阴阳,筋骨劲强,关节清利
卫气	温分肉,充皮肤,肥腠理,司开阖	卫气和	分肉解利,皮肤调柔,腠理致密
志意	御精神,收魂魄,适寒温,和喜怒(人之血气精神者,所以奉生而周于性命者也)	志意和	精神专直,魂魄不散,悔怒不起,五脏不受邪(五脏者,所以藏精神血气魂魄者也)
		寒温和	六腑化谷,风痹不作,经脉通利,肢节得安(六腑者,所以化水谷而行津液者也)

211 十二经脉循行路线一览表

组别	名称	起点	主 要 站 点	终点
太阴阳明环	肺	中焦	大肠→胃口→肺→腋下→肘中→寸口→鱼际→大指；(支)腕后→次指	次指
	大肠	次指	合谷→肘→肩→柱骨→缺盆→肺→大肠；(支)缺盆→颈→颊→下齿→人中	鼻孔
	胃	鼻之交頞中	鼻外→上齿→口唇→承浆→颐后→大迎→颊车→耳前→客主人→额颅；(支)大迎→人迎→喉咙→缺盆→胃→脾；(直)缺盆→乳→脐→气街；(支)胃口→腹里→气街→髀关→伏兔→膝膑→胫→足跗→中指内间；(支)下廉三寸→中趾外间；(支)跗上→大趾	大趾
	脾	大趾	核骨→内踝→腨→胫骨→厥阴之前→膝股→腹→脾→胃→咽→舌本→舌下；(支)胃→心中	心中
少阴太阳环	心	心中	心系→小肠；(支)心系→咽→目系；(直)心系→肺→腋→臑→肘→臂→掌→小指	小指
	小肠	小指	腕→臂骨→肘→臑→肩解→肩胛→肩上→缺盆→心→咽→胃→小肠；(支)缺盆→颈→颊→目锐眦→耳中；(支)颊→頔→鼻→目内眦→颧	目内眦
	膀胱	目内眦	额→巅；(支)巅→耳；(直)巅→脑→项→肩髆→脊→腰中→膂→肾→膀胱；(支)腰→臀→腘；(支)髆→胛→脊→髀枢→髀外→腘→腨→外踝→京骨	小趾
	肾	小趾	足心→然谷→内踝→跟→腨→腘→股→肾→膀胱；(直)肾→肝→膈→肺→喉咙→舌本；(支)肺→心	胸中

组别	名称	起点	主　要　站　点	终点
厥阴少阳环	心包络	胸中	心包络→三焦；(支)胸→胁→腋→臑→肘→掌中→中指；(支)掌→小指次指	次指
	三焦	次指	腕→臂→肘→肩→缺盆→膻中→心包→三焦；(支)膻中→缺盆→项→耳后→耳上角→颊→颐；(支)耳后→耳中→耳前→客主人→前颊	目锐眦
	胆	目锐眦	头角→耳后→颈→肩→缺盆；(支)耳后→耳中→耳前→目锐眦；(支)锐眦→大迎→颐→颊车→颈→缺盆→胸中→肝→胆→胁里→气街→毛际→髀厌；(直)缺盆→腋→胸→季胁→髀厌→髀阳→膝→辅骨→绝骨→外踝→足跗→小趾次趾；(支)跗上→大趾→爪甲→三毛	大趾
	肝	大趾	足跗→踝→太阴之后→腘→股→阴器→小腹→胃→肝→胆→胁肋→喉咙→颃颡→目系→额巅；(支)目系→颊里→唇内；(支)肝→肺	肺

212 四时邪气感而即发与伏而后发一览表

寒	感而即发(冬病)	因于寒，欲如运枢，起居如惊
	伏而后发(春病)	冬伤于寒，春必温病(重阴必阳)
暑	感而即发(暑病)	因于暑，汗，烦则喘喝，静则多言，体若燔炭，汗出而(如)散
	伏而后发(秋病)	夏伤于暑，秋为痎疟(重阳必阴)

湿	感而即发(秋病)	因于湿,首如裹,湿热不攘,大筋软短,小筋弛长,软短为拘,弛长为痿
	伏而后发(冬病)	秋伤于湿,上逆而咳,发为痿厥(重阴必阳)
风	感而即发(春病)	因于气,为肿;因于露风,乃生寒热
	伏而后发(夏病)	春伤于风,邪气留连,乃为洞泄(重阳必阴)

213　九气为病的机制分析一览表

	分类	概括	病　机　分　析
百病生于气	情绪	怒则气上	怒则气逆,甚则呕血及飧泄,故气上矣
		喜则气缓	喜则气和志达,荣卫通利,故气缓(涣散)矣
		悲则气消	悲则心系急,肺布叶举,而上焦不通,荣气不散,热气在中,故气消矣
		恐则气下	恐则精却,却则上焦闭,闭则气还,还则下焦胀,故气不(下)行矣
		惊则气乱	惊则心无所倚,神无所归,虑无所定,故气乱矣
		思则气结	思则心有所存,神有所归,正气留而不行,故气结矣
	寒热	寒则气收	寒则腠理闭,气不行,故气收矣
		炅则气泄	炅则腠理开,荣卫通,汗大泄,故气泄
	过劳	劳则气耗	劳则喘息汗出,外内皆越,故气耗矣

214 病机十九条临床表现与病机分析表

病机		临床表现	病机分析
病位	肝	诸风掉眩(肢体摇摆、震颤不定、头晕目眩)	肝有病变,筋失滋养,目窍失濡
	心	诸痛痒疮(疮疡痈疽、疔疖丹毒、瘙痒肿痛)	心火亢盛,热炽血脉,腐蚀肌肤
	脾	诸湿肿满(湿气浸淫、四肢浮肿、脘腹胀满)	脾虚湿聚,湿泛肌肤,内聚中焦
	肺	诸气膹郁(咳嗽喘促、胸中窒闷、痞塞不通)	肺之宣降失常,气壅于胸或上逆
	肾	诸寒收引(拘挛蜷缩、四肢拘急、屈伸不利)	肾阳虚衰,气血凝敛,筋脉失养
	上	诸痿喘呕(肢体痿躄、呼吸喘急、呕恶冲逆)	肺热叶焦,肺气上逆,胃失和降
	下	诸厥固泄(寒厥热厥、二便不畅、二便失禁)	肾阴虚和阳虚,波及膀胱与大肠
病性	火	诸热瞀瘛(高热不退、神识昏蒙、肢体抽搐)	火热扰心,蒙蔽心窍,筋脉失养
		诸禁鼓栗,如丧神守(口噤、鼓颔、战栗,不能自控)	火热郁闭,不得外达,阳盛格阴
		诸逆冲上(呕恶嗳哕、咳嗽喘急、头晕昏胀)	胃失和降,肺失肃降,肝火上冲

病机		临床表现	病机分析
病性	火	诸躁狂越(烦躁骂詈、打人毁物、逾垣上屋)	痰火炽盛,扰乱心神,神志错乱
		诸病胕肿,疼酸惊骇(肿胀溃疡、疼痛酸楚、惊骇不宁)	火热壅滞,血瘀肉腐,内扰神明
	热	诸胀腹大(腹部胀满、疼痛拒按、大便难下)	邪热入里,壅结胃肠,热结腑实
		诸病有声,鼓之如鼓(肠鸣嗳气、腹胀中空、叩之如鼓)	热壅胃肠,气机不利,传化迟滞
		诸转反戾,水液浑浊(转筋抽搐、角弓反张、腰背屈曲、痰涎黏稠、小便浑浊、带下秽浊、脓液黏臭)	热灼精血,筋脉失养,灼伤津液
		诸呕吐酸,暴注下迫(呕吐吞酸、急暴腹泻、里急后重)	胃失和降,热走肠间,热急湿缓
	风	诸暴强直(突然发作、筋脉强直、角弓反张)	外风内袭,善行数变,伤肝及筋
	寒	诸病水液,澄澈清冷(痰涎清稀、小便清长、大便稀薄、带下清冷、脓液稀淡无臭)	寒邪伤阳,阳气虚衰,失于温化
	湿	诸痉项强(项强不舒、屈颈困难、身体强直)	湿性黏滞,易阻气机,筋脉失养

215 伤寒不两感于寒者病程表

传变	病位	临床依据	病机分析	治则	治法	预后	向愈	缓解依据
一日	巨阳	头项痛，腰脊强	巨阳者，诸阳之属也，其脉连于风府，故为诸阳主气也	治之各通其脏脉，病日衰已矣	其未满三日者，可汗而已	三阳经络皆受其病，而未入于脏者，故可汗而已	七日	巨阳病衰，头痛少愈
二日	阳明	身热，目疼而鼻干，不得卧也	阳明主肉，其脉侠鼻络于目				八日	阳明病衰，身热少愈
三日	少阳	胸胁痛而耳聋	少阳主胆（骨），其脉循胁络于耳				九日	少阳病衰，耳聋微闻
四日	太阴	腹满而嗌干	太阴脉布胃中，络于嗌		其满三日者，可泄而已	三阴三阳，五脏六腑皆受病，荣卫不行，五脏不通则死矣，大气皆去，病日已矣	十日	太阴病衰，腹减如故，则思饮食
五日	少阴	口燥舌干而渴	少阴脉贯肾络于肺，系舌本				十一日	少阴病衰，渴止不满，舌干已而嚏
六日	厥阴	烦满而囊缩	厥阴脉循阴器而络于肝				十二日	厥阴病衰，囊纵，少腹微下

216 伤寒两感者病程表

传变	病位	临床表现	预后	机制	申述阳明重要性
一日	巨阳与少阴	头痛，口干而烦满	水浆不入，不知人，六日死	五脏已伤，六腑不通，荣卫不行，如是之后，三日乃死	阳明者，十二经脉之长也，其血气盛，故不知人，三日其气乃尽，故死矣
二日	阳明与太阴	腹满身热，不欲食，谵言			
三日	少阳与厥阴	耳聋，囊缩而厥			

217 劳风临床诊疗一览表

病因	病位	病机	主症	治则治法	疗程	疗效	预后
(过劳)	肺下	因虚受风	强上瞑视唾出若涕恶风而振寒（发热）	救俯仰巨阳引	精者三日中年者五日不精者七日	咳出青黄涕，其状如脓，大如弹丸，从口中若鼻中出	不出则伤肺伤肺则死也

218 脏腑咳传变与证治表

脏咳	临床表现	治则	五脏久咳，乃移于六腑	腑咳	临床表现	治则	三焦咳	病机	表现	治则
肺咳	咳而喘息有音，甚则唾血	治脏者治其俞	肺咳不已，则大肠受之	大肠咳	咳而遗失（屎）	治腑者治其合	久咳不已，则三焦受之，三焦咳状，咳而腹满，不欲食饮	此皆聚于胃，关于肺	使人多涕唾而面浮肿气逆也	浮肿者治其经
心咳	咳则心痛，喉中介介如梗状，甚则咽肿喉痹		心咳不已，则小肠受之	小肠咳	咳而失气，气与咳俱失					
肝咳	咳则两胁下痛，甚则不可以转，转则两胠下满		肝咳不已，则胆受之	胆咳	咳呕胆汁					
脾咳	咳则右胁下痛，阴阴引肩背，甚则不可以动，动则咳剧		脾咳不已，则胃受之	胃咳	咳而呕，呕甚则长虫出					
肾咳	咳则腰背相引而痛，甚则咳涎		肾咳不已，则膀胱受之	膀胱咳	咳而遗溺（尿）					

219 14种急性疼痛辨证要点一览表

	类型	病因	病位	病机	表现	预后
疼痛特点	痛或卒然而止	寒气	脉外	脉寒则缩踡·缩踡则脉绌急，脉绌急，则外引小络（寒邪稽留，则气不解）	卒然而痛	得炅则痛立止
	痛甚不休	重中于寒			痛久	
	喘动应手	寒气	冲脉、冲脉起于关元，随腹直上	寒气客则脉不通，脉不通则气因之	喘动应手	
	卒然痛死不知人，有少间复生	寒气	五脏	厥逆上泄，阴气竭，阳气未入	卒然痛死不知人	气复反则生
疼痛牵引	心与背相引而痛	寒气	背俞之脉	脉泣（涩）则血虚，血虚则痛，其俞注于心	心与背相引而痛	按之则热气至，热则痛止
	胁肋与少腹相引而痛		厥阴之脉 厥阴之脉者，络阴器，系于肝	寒气客于脉中，则血泣脉急	胁肋与少腹相引痛	
	腹痛引阴股	厥气	阴股	寒气上及少腹，血泣（涩）在下相引	腹痛引阴股	

	类型	病因	病位	病机	表现	预后
喜按拒按	按之痛止	寒气	肠胃之间，膜原之下	血不得散（血气凝聚而不散），小络急引；按之则血气散	痛，按之痛止	
	按之无益		夹脊之脉	深按之不能及	按之无益	
	痛甚不可按		经脉之中，与灵气相薄	脉满；寒气稽留，灵气从上（之），则脉充大而血气乱	痛而不可按；痛甚不可按	
疼痛兼症	痛宿昔而成积	寒气	小肠膜原之间，络血之中	血泣（湿）不得注于大经，血气稽留不得行	宿昔而成积	
	痛而呕		肠胃	厥逆上出（失其和降）	痛而呕	
	腹痛而后泄		小肠	小肠不得成聚（逆气）失调，清浊不分	后泄腹痛	
	痛而闭不通	（寒化）热气	（大肠）	瘅热焦渴，则坚干不得出	肠中痛；痛而闭不通	

220 五体痹与五脏痹临床表现一览表

五体痹	易发	临床特点	传变	五脏痹	临床表现	先兆症状
筋痹	春	筋挛节痛,屈而不能伸(屈不伸)	五脏皆有合,病久而不去者,内舍于其合也	肝痹	夜卧则惊,多饮数小便,上为引如杯	淫气乏竭,痹聚在肝
脉痹	夏	脉中气血不行而色变(血凝而不流)		心痹	脉不通,烦则心下鼓,暴上气而喘,嗌干善噫,厥气上则恐	淫气忧思,痹聚在心
肌痹	长夏	肌肉顽麻,不知痛痒(不仁)		脾痹	四肢解堕,发咳呕汁,上为大塞	淫气肌绝,痹聚在脾
皮痹	秋	皮肤麻木,尚微觉痛痹痒(寒)		肺痹	烦满喘而呕	淫气喘息,痹聚在肺
骨痹	冬	骨重酸痛,行动困难(重)		肾痹	善胀,尻以代踵,脊以代头	淫气遗溺,痹聚在肾

221 五脏热导致五体痿的病机与临床表现表

五脏热	临床表现	致痿病机	五体痿	临床表现
肺(气)热	色白而毛败	叶焦	痿躄(皮痿)	皮毛虚弱急薄
心气热	色赤而络脉溢	下脉厥而上,上则下脉虚	脉痿	枢折挈,胫纵而不任地
肝气热	色苍而爪枯	胆泄,筋膜干	筋痿	口苦,筋急而挛
脾气热	色黄而肉蠕动	胃干	肉痿	渴,肌肉不仁
肾气热	色黑而齿槁	骨枯而髓减	骨痿	腰脊不举

222 五脏热常见原因与临床表现表

原　因	机　制	临床表现	引经据典
有所失亡,所求不得	肺热叶焦	发肺鸣	故曰:五脏因肺热叶焦,发为痿躄
悲哀太甚	胞络绝,则阳气内动	发则心下崩,数溲血也	故《本病》曰:大经空虚,发为肌痹,传为脉痿
思想无穷,所愿不得,意淫于外,入房太甚	宗筋弛纵	发为筋痿,及为白淫	故《下经》曰:筋痿者,生于肝,使内也

原　因	机　制	临床表现	引经据典
有渐于湿，以水为事，若有所留，居处相（伤）湿	肌肉濡渍	痹而不仁，发为肉痿	故《下经》曰：肉痿者，得之湿地也
有所远行劳倦，逢大热而渴	渴则阳气内伐，内伐则热合于肾，肾者水脏也；今水不胜火，则骨枯而髓虚	足不任身，发为骨痿	故《下经》曰：骨痿者，生于大热也

223 水胀肤胀鼓胀临床鉴别表

病名	病因病机	临床表现	检查体征
水胀	（水气停聚）	水始起也，目窠上微肿，如新卧起之状 其颈脉动，时咳，阴股间寒，足胫肿，腹乃大，其水已成矣	以手按其腹，随手而起，如裹水之状
肤胀	寒气客于皮肤之间	鼕鼕然不坚，腹大，身尽肿，皮厚（不薄）	按其腹，窅而不起，腹色不变
鼓胀	（气血水停聚）	腹胀身皆大，大与肤胀等	色苍黄，腹筋起

224 肠覃与石瘕临床鉴别表

病名	病位	病因病机	临床表现	检查体征	鉴别要点	治疗
肠覃	肠外	寒气客于肠外，与卫气相搏，气不得荣，因有所系，癖而内着，恶气乃起，瘜肉乃生	其始生也，大如鸡卵，稍以益大。至其成，如怀子之状，久者离岁	按之则坚推之则移	月事以时下（男女均可发病）	可导而下
石瘕	胞中	寒气客于子门，子门闭塞，气不得通，恶血当泻不泻，衃以留止	日以益大，状如怀子		月事不以时下，皆生于女子	

225 五脏失守的表现与病机要点表

脏	失守表现	病机要点	预后
脾	中盛脏满，声如从室中言	中气之湿	
肺	言而微，终日乃复言	夺气	
心	衣被不敛，言语善恶，不避亲疏	神明之乱	得守者生失守者死
肾	仓廪不藏	门户不要	
	水泉不止	膀胱不藏	

226 四时脉象诊法要点

诊脉须知	脉应四时	四 时 脉 象	持脉法则
四变之动脉与之上下持脉有道虚静为保	春应中规	春日浮,如鱼之游在波	知内者按而纪之知外者终而始之此六者持脉之大法
	夏应中矩	夏日在肤,泛泛乎万物有余	
	秋应中衡	秋日下肤,蛰虫将去	
	冬应中权	冬日在骨,蛰虫周密,君子居室	

227 五色善恶危象一览表

五色	善 色	恶 色	危 色
赤	欲如白(帛)裹朱	不欲如赭	五色精微象见矣,其寿不久也
白	欲如鹅羽	不欲如盐	
青	欲如苍璧之泽	不欲如蓝	
黄	欲如罗裹雄黄	不欲如黄土	
黑	欲如重漆色	不欲如地苍	

228 五府失强表现与临床意义表

部位	五府	失强表现	临床意义	预 后
头	精明之府	头倾视深	精神将夺矣	得强则生失强则死
背	胸中之府	背曲肩随	府将坏矣	

部位	五府	失强表现	临床意义	预　后
腰	肾之府	转摇不能	肾将惫矣	
膝	筋之府	屈伸不能,行则偻附	筋将惫矣	
骨	髓之府	不能久立,行则振掉	骨将惫矣	

229 五实五虚主症及向愈征象表

虚实	心	肺	脾	肾	肝	向愈征象
五实	脉盛	皮热	腹胀	前后不通	闷瞀	身汗,得后利,则实者活
五虚	脉细	皮寒	饮食不入	泄利前后	气少	浆粥入胃,泄注止,则虚者活

230 五方差异归纳表

五方	气候条件	生态环境	生活习俗	好发疾病	适宜治法	结论
东方	天地之所始生	鱼盐之地,海滨傍水	其民食鱼而嗜咸,皆安其处,美其食	鱼者使人热中,盐者胜血。其民皆黑色疏理,病皆为痈疡	治宜砭石	故砭石者,亦从东方来

五方	气候条件	生态环境	生活习俗	好发疾病	适宜治法	结论
西方	天地之所收引	金玉之域，沙石之处	其民陵居而多风，水土刚强，其民不衣而褐荐，其民华食而脂肥	邪不能伤其形体，其病生于内	治宜毒药	故毒药者，亦从西方来
北方	天地所闭藏之域	地高陵居，风寒冰冽	其民乐野处而乳食	脏寒生满病	治宜灸焫	故灸焫者，亦从北方来
南方	天地所长养，阳之所盛处也	其地下，水土弱，雾露之所聚也	其民嗜酸而食胕（腐），故其民皆致理而赤色	病挛痹	治宜微针	故九针者，亦从南方来
中央	天地所以生万物也众	其地平以湿	其民食杂而不劳	病多痿厥寒热	治宜导引按跷	故导引按跷者，亦从中央出也

231 病证虚实治则治法表

审其阴阳，以别柔刚	其实者，散而泻之	因其轻而扬之病之始起也，可刺而已	其有邪者，渍形以为汗	阳病治阴阴病治阳 定其血气各守其乡
			其在皮者，汗而发之	
			其高者，因而越之	
		因其重而减之其盛，可待(令)衰而已	其下者，引而竭之	
			中满者，泻之于内	
			血实宜决之	
			其慓悍者，按而收之	
	(虚者，温而补之)	因其衰而彰之	形不足者，温之以气	
			精不足者，补之以味	
			气虚宜掣引之	

232 正治法与反治法对照表

总则	正治反治	治法举例	运用原则	治疗效果
谨察阴阳所在而调之，以平为期	正者正治微者逆之逆者正治	寒者热之,热者寒之客者除之,留者攻之结者散之,坚者削之劳者温之,损者温之燥者濡之,急者缓之散者收之,逸者行之惊者平之上之下之,摩之浴之薄之劫之,开之发之	适事为故	可使破积可使溃坚可使气和可使必已
	反者反治甚者从之从者反治	热因寒(热)用,寒因热(寒)用塞因塞用,通因通用	从少从多,观其事也必伏其所主,而先其所因,其始则同,其终则异	

第三部分 ○ 词句解释

301 天年：指人的自然寿命，即天赋年寿。**形与神俱**：形，形体；神，精神；俱，偕同、协调。形神和谐，是健康的标志。**天真**：是指"天乙始生之真元"，即《上古天真论》所说"肾气""精气"。**天癸**：肾中精气充盛到一定程度而产生的一种具有促进性成熟并维持生殖功能的物质。**术数**：指导引、按跷、吐纳等专门的养生方法和技术。**虚邪贼风**：四时不正之气。**恬惔虚无**：思想安闲清静，没有杂念。**德全不危**：德，指养生修道有得于心；全面符合养生之道称为德全。不危，不受到衰老死亡的危害。**五脏盛，乃能泻**：可理解为肾泄生殖之精，肾泄之精为五脏六腑之精培育而成；也有理解为五脏精气盛，乃泻藏于肾。（以上《素问·上古天真论》）

302 春夏养阳，秋冬养阴：即春养少阳，以助生发之气；夏养太阳，以助盛长之气；秋养少阴，以助收敛之气；冬养太阴，以助闭藏之气。亦即春夏养生养长，秋冬养收养藏之义。**内格**：格，拒也。指体内脏腑气血功能活动与外界环境的阴阳消长变化不协调。**寒变**：夏季所患虚寒性病证的总称。因肝木不荣，不能生心火，至夏季心火当旺反衰所致。**痎疟**：疟疾的总称。因夏季失于养长，心气受伤，暑气乘虚而入，至秋新凉外束，寒热交争所致。**飧泄**：大便次数增多，同时粪便中含有未消化的食物残渣，也称完谷不化。**痿厥**：手足软弱无力而逆冷。此由违背冬藏之气，损伤肾气，不能提供春天养生的条件而引起。**心气内洞**：洞，空虚。心气内虚不足。**肺气焦满**：肺热叶焦，胸中胀满。**肾气独沉**：沉，坠也，引申为下泄。肾气失藏而下泄为病。（以上《素问·四气调神大论》）

303 **肌肉解利**：解，开解；利，通利。肌肉润滑通利，气血运行无滞。**使道隧以长**：一指鼻孔；一说指人中沟。隧以长，即深而长。**基墙高以方**：基，下巴；墙，面部四旁；高以方，肌肉丰满而方正。**三部三里起**：三部，即三里，指面部的额角、鼻准、下颌三部；起，高隆而不平塌。**平盛不摇**：平盛，指生长发育已经达到盛极；不摇，即不喜欢活动。**喘息暴疾**：形容呼吸喘促急迫。**薄脉少血**：形容经脉细小，营血不足。（以上《灵枢·天年》）

304 **阴胜则阳病，阳胜则阴病**：阴胜，即酸苦涌泄太过;阳胜,即辛甘发散太过。指过用酸苦涌泄药,则机体阳气损伤;过用辛甘发散药,则机体阴精耗损。后世对此有所发挥,认为阴邪偏盛,则伤阳气;反之阳邪偏盛,则伤阴气。**重寒则热,重热则寒:**重,重复、重叠之义。阴寒重复积累到达极点,则可转化为热;阳热重复积累到极点,则朝相反的方向转化,成为寒。**寒极生热,热极生寒:**寒为阴,寒极生热,转化为阳;热为阳,热极生寒,转化为阴。在此"极"为转化的条件。此句说明阴阳的相互转化关系。**少火:**本指气味温和的药物和食物。后世引申指生理之火,即温和的阳气。**壮火:**本指气味纯阳的药物和食物。后世引申指病理之火,即亢奋的阳气。**七损八益:**七损,指七种有损于人体精气的做法;八益,指八种有益于人体精气的做法。属于古代的房中养生术。(以上《素问·阴阳应象大论》)

305 **神明:**指心主人的精神意识思维活动。**治节:**治理调节。比喻肺佐心以调气血、行营卫、治理诸脏的功能。**受盛:**盛,以器受物。指接受容纳之意。**作强:**指精力充沛,强于所用,偏指体力。**伎巧:**指人的智巧能力。**决渎:**决,通也;渎,水道也。疏通水道之意。**气化:**此指肾气(阳)对膀胱所藏津液的蒸化和升清降浊功能,包括津液的升腾、输布和尿液的形成、排泄。(以上《素问·灵兰秘典论》)

306 罢极之本：罢，音义同疲；极，劳也。因肝主筋，筋主运动，筋脉运动强健有力，赖于肝血和肝气的濡养，所以称肝为罢极之本。**唇四白**：指口唇四周的白肉。**至阴**：从阳位到达阴位。脾居中焦，位于上焦阳位与下焦阴位之间，故曰至阴。（以上《素问·六节藏象论》）

307 五脏浊气：五脏在代谢过程中所产生的废弃物。（以上《素问·五脏别论》）

308 阴阳异位：指足太阴脾经与足阳明胃经循行部位不同。**阳道实，阴道虚**：道，规律。指属于阳的六腑，多病外感而为实证；属于阴的五脏，多病内伤而为虚证。（以上《素问·太阴阳明论》）

309 六腑不和则留为痈：若六腑功能失调，使营卫气血运行阻滞，郁而发热，热胜则肉腐，而致痈疡。（以上《灵枢·脉度》）

310 怵惕：惊恐不安。**流淫**：指男子滑精、女子带下之类病症。**动中**：动摇五脏，使精气失藏。**惮散**：即神气涣散。**破䐃脱肉**：䐃，肌肉丰厚之处。破䐃脱肉，即肌肉削减，极度消瘦。**毛悴色夭**：即皮毛憔悴，色泽枯暗。**悗乱**：悗，烦闷。悗乱，即胸膈郁闷烦乱。**经溲不利**：经当作"泾"。泾溲不利，即二便不利。一说"经"即月经。（以上《灵枢·本神》）

311 五十而复大会：五十，指营卫在一昼夜中，各在人身运行的周次。营卫二气别行两道,营在脉中,卫在脉外,但在一昼夜各行五十周次之后,便会合一次。**合阴:**营卫二气于夜半子时俱行于阴而会合于内脏,故曰合阴。**与天地同纪:**纪,规律。营卫之气的昼夜循行,与天地日月的运转遵循着同一自然规律。**昼精:**白天精神爽慧,精力充沛。**营气衰少而卫气内伐:**伐,争也,扰也;营气衰少,指营气不足;卫气内伐,指卫气内扰。**毛蒸理泄:**皮毛被风热之邪所蒸而腠理开泄。**漏泄:**皮毛腠理为风邪所伤,卫气不能固护皮肤而汗泄如漏。**济泌别汁:**济泌,过滤之意;别汁,分清别浊。济泌别汁,指大肠接受胃及小肠所传下的水液经过过滤,以分别清浊,清者即水液渗入膀胱,浊者即糟粕归入大肠。(以上《灵枢·营卫生会》)

312 **两神相搏:**搏,交合之意。两神相搏,即男女媾和。**汗出溱溱:**溱溱,众盛貌。汗出溱溱,形容汗出很多。**淖泽:**淖,泥沼。淖泽,指水谷精微中质稠浊如膏泽的部分。**泄泽:**即渗出汁液,滋润补益脑髓。**壅遏:**限制、约束。(以上《灵枢·决气》)

313 **奉生而周于性命:**奉,养;周,周全。全句意为:奉养并周全生命。**司开合:**司,掌管;开合,指汗孔的开合。卫气有主司汗孔开合的功能。**御精神:**御,统御、统帅。御精神,即统御精神活动。**适寒温:**适,调和、调理。调理形体以适应外界寒温变化。**营复阴阳**：营，营运；复，往复；阴阳，阴阳十二经脉。营复阴阳，言血气营运往复循环于阴阳十二经脉。**分肉**：即肌肉。因肌肉有分理，故又称分肉。**精神专直**：精神专一，思想集中。（以上《灵枢·本藏》）

314 **脉为营**：脉能营运气血以灌溉周身，故为营。**筋为刚**：筋能约束骨骼，使人刚劲有力，故为刚。**肉为墙**：肉能保护内脏组织，如同墙垣，故为墙。**臑**（nào 闹）：上臂肩至肘的部位。**瞀**（mào 茂）：视物模糊不清。**小便数而欠**：欠，少也。指小便频数而量少。**热则疾之，寒则留之**：疾，速刺法；留，指留针法。热证宜速刺，寒证宜留针。**衄**（qiú 求）**衄**：鼻塞称衄，鼻出血称衄。**喉痹**：为咽喉肿痛的统称。**洒洒**（xiǎn 显）**振寒**：形容寒栗貌。**贲响**：肠鸣音亢进。**骭**（gàn 干）**厥**：骭，小腿。骭厥，指循行于足胫部的胃经气血逆乱。**唇胗**（zhěn 枕）：胗，同"疹"。唇胗，口唇部的疱疹。**溏瘕泄**：溏，大便稀溏。瘕泄，此指痢疾。指大便溏薄和痢疾的病证。**踝厥**：因膀胱经经气逆乱，从外踝部向上厥逆的病证，故称为踝厥。**肮肮**（huāng 荒）：视物不清貌。**浑浑焞焞**（tūn 吞）：形容听觉模糊不清。**㿗疝**：疝气之一，睾丸肿痛下坠的病证。**狐疝**：俗称小肠气。症见腹股沟肿块时大时小，时上时下，如狐之出没无常。**闭癃**：

指排尿困难,点滴而下,甚则闭塞不通。(以上《灵枢·经脉》)

315 **三部之气:**指伤于上部的风雨之邪,伤于下部的寒湿之气,以及伤于五脏的暴喜暴怒之气。**清湿:**清,音义同"清",寒也。清湿,即来自地面的寒湿之邪。**淫泆:**淫,浸淫;泆,溢。淫泆,指病邪逐步传变扩散。**两虚相得,乃客其形:**两虚,外来虚邪和正气虚弱;相得,相合;客,侵犯、侵入。此句言虚邪与正气虚弱两种情况相合,虚邪就会侵犯人体致病。**两实相逢,众人肉坚:**两实,言气候正常和正气充足;肉坚,指肌肤壮实固密,不易受邪发病,此指健康无病。**气有定舍,因处为名:**气,邪气;定舍,停留之处。此句指根据邪气入侵后停留的部位命名疾病。**洒淅喜惊:**洒淅,寒冷不安的样子;喜惊,指邪盛发热时容易发惊。**伏冲之脉:**指冲脉伏行于脊柱内的部分,部位较深。**溏出糜:**溏,大便稀薄;糜,同"糜",指大便糜烂、腐败、恶臭难闻。**募原:**即膜原,肠胃外之膏膜。**脊筋:**行于脊柱的筋膜。**缓筋:**循于腹内之筋,指足阳明之筋。**雷引:**腹中雷鸣且牵引作痛。**足悗:**足部酸困,活动不利。悗,闷也。**凝血蕴里:**蕴,积也,积聚;里,又作"裹"。凝血蕴里,即凝结之血积聚相裹而不得散解。(以上《灵枢·百病始生》)

316 **气门:**指汗孔。**煎厥:**指劳伤阳亢伤阴,阴精竭绝而致的突然昏倒,不省人事的病证。**薄厥:**指因大怒暴怒而气血上逆所致的突然昏倒,不省人事的病证。**洞泄:**指水谷不化,下利无度的重度泄泻。**肠澼:**即下利脓血的痢疾等病。(以上《素问·生气通天论》)

317 百病生于气:百病,泛指各种疾病;气,此指气机失调。此句谓各种疾病的发生,大多是由于气机失常所致。**气缓:**喜乐而气和志达,荣卫通利,是气机和缓的正常生理状态,但暴喜则可使心气过缓,以至涣散不收而为病。**精却:**却,退也。精却,是指肾精不能上承而下陷的病理过程。**外内皆越,故气耗:**越,散越、散失。喘息则肺气散失而气内越,汗出则营卫散失而气外越,因而气为之耗散。(以上《素问·举痛论》)

318 无失气宜:气宜,六气各有主时所宜;无,不要。无失气宜,意为谨慎地审查疾病发生发展的机制,治疗时不要违背六气主时所宜。**各司其属:**司,掌握;属,隶属。各司其属,指掌握各种病症与病机之间的隶属关系。(以上《素问·至真要大论》)

319 两感:指表里两经同时受邪发病。如太阳与少阴两感,阳明与太阴两感,少阳与厥阴两感。(以上《素问·热论》)

320 阴阳交:阴,阴精正气;阳,阳热之邪;交,交争。阴阳交,言阳热之邪侵入阴分,与阴精正气交争不解,是外感热病过程中因邪盛正衰而出现的危重病候。**风厥：**指太阳感风，少阴气厥，临床以身热、汗出烦满、汗后不解为主症的病证。（以上《素问·评热病论》）

321 **外内合邪：**外，指外感寒邪；内，指内伤寒饮食。外内合邪，即内外寒邪相合。**治时：**指五脏所主旺的时令。**喉痹：**指咽喉肿痛，吞咽阻塞，呼吸不利。**两胠：**左右腋下胁肋部。**聚于胃，关于肺：**水饮聚于胃，则上关于肺而咳。（以上《素问·咳论》）

322 **稽迟：**稽，留止也。迟，徐行也。稽留，言经脉气血留滞不行。**喘动应手：**即血脉搏动按之急促应手。**宿昔：**宿，止也。昔，久远也。宿昔即稽留日久之义。**绌(chù 触)急：**绌，屈曲；急，拘急。绌急即屈曲拘急。**夹脊之脉：**指脊柱两旁深部之经脉。**背之脉：**即足太阳膀胱经脉。背俞，指行于背部的足太阳膀胱经脉分布有五脏六腑的背俞穴。（以上《素问·举痛论》）

323 **痹：**闭塞之义，凡营卫气血闭塞不行所导致的病证皆可称痹。**行痹：**指风邪偏盛，以肢节酸痛、游走无定处为特点的痹证，又称风痹。**痛痹：**指寒邪偏盛，以肢节疼痛剧烈为特点的痹证，又称寒痹。**著痹：**指湿邪偏盛，以肢节疼痛、重着不移，或顽麻不仁为特点的痹证，又称湿痹。**五体痹：**指冬季感邪所发的骨痹，秋季感邪所发的皮痹，夏季感邪所发的脉痹，春季感邪所发

的筋痹,长夏感邪所发的肌痹。**两气相感**:指人体偏盛之阴气与寒湿阴邪同气相求,相互感应。(以上《素问·痹论》)

324 痿躄:躄,指下肢不能行动。痿躄,此统指四肢痿废不用,包括各种痿证。**枢折挈**:枢,指关节。枢折挈,指关节活动不能自如。**心下崩,数溲血**:崩,形容大量出血;数,频数、屡次;溲,指小便。心属火而主血,阳气内动于心下,阳热迫血妄行,下为尿血频频。(以上《素问·痿论》)

325 津液充郭,其魄独居:水液充满胸腹、肌肤,患者阳气郁遏,水液独盛体内。**孤精于内,气耗于外**:水液独盛于体内,阳气耗散于体外。**四极急而动中**:急,肿急,形容极度浮肿;中,内脏,主要指心肺。此句指四肢极度浮肿,脏气变动而喘悸。**平治于权衡**:权衡,意为平衡、协调。平治于权衡,意谓治疗水肿要调节阴阳的偏盛偏衰而使之平衡协调。**去菀陈莝**(cuò 错):陈莝,即莝陈。此句"去""莝"同义,即除去。菀,通"郁"。此句"菀""陈"同义,指恶血。去菀陈莝,即除去郁久的恶血。**缪刺**:病在左刺其右、病在右刺其左的刺络脉法。**开鬼门,洁净腑**:鬼门,即魄门。魄,通"粕"。因前后二阴职司排泄糟粕而得名。开鬼门,即通利二便。洁净,清除干净;腑,此指膀胱与大肠。(以上《素问·汤液

醪醴论》）

326 目窠：又作目裹，即眼睑。**鼕鼕**：鼓声，即叩击腹部呈鼓音。**腹筋起**：筋，又作"脉"。腹筋起，即腹壁有脉络显露、突起。**肠覃**：指生长于肠外，形如菌状的肿瘤。覃，通"蕈"，即菌类植物。**癖而内著**：癖，积也。癖而内著，指寒邪在体内积聚而内留。**石瘕**：妇女月经期间，因寒气入侵，凝滞宫颈，闭阻经血，恶血停积所致。主症为子宫内有块状物形成，日渐增大，如怀孕状，并有闭经等，因包块坚硬如石故名。**衃以留止**：衃，指凝聚的死血。此句指凝聚的死血滞留体内而成石瘕。（以上《灵枢·水胀》）

327 牝脏：牝，与牡相对，本指雌性的畜类。从阴阳而言，牝属阴，牡属阳。牝脏，即阴脏。一般而言，心肝为牡脏，肺脾肾为牝脏。（以上《素问·水热穴论》）

328 中盛脏满：中，体内，内脏；盛，邪气壅盛；脏满，内脏之气胀满此句即气机壅滞。**头倾视深**：指头低垂不能抬举，目深陷而无光。**偻附**：指身体弯曲不能直立，需依附于它物而行。**振掉**：震颤摇摆。**头者，精明之府**：精明之府，精气神明之府。头有五官七窍，其生理功能皆五脏精气所化。**背者，胸中之府**：心肺居于胸中，而俞在肩背，故背为胸中之府。**尺肤诊**：将前臂内侧自肘至腕的皮肤分为三个部分，五脏六腑各有分部。

主要诊察尺肤寒热、滑涩及络脉色泽,以诊察疾病寒热、津液盈亏和气血盛衰。(以上《素问·脉要精微论》)

329 真脏脉:指因胃气衰败,真脏之气独见而致的刚劲不柔,浮大虚散无根,乍数乍疏的脉象。**四难:**形气相失,色夭不泽,脉实以坚,脉逆四时。**四易:**形气相得,色泽以浮,脉从四时,脉弱以滑。(以上《素问·玉机真脏论》)

330 气口:指腕部桡骨内侧动脉之处,切脉的部位,又称脉口、寸口。**至德:**医学道理至真至善,是为至德。**至巧:**言针石治病的技巧。(以上《素问·五脏别论》)

331 陵居:依丘陵而居住。**褐荐:**褐,粗衣;荐,草席。褐荐即穿粗布,铺草席。**灸焫:**用艾火烧灼,或火针、火罐治病的方法。**食胕:**胕,同"腐"。食胕即以经过发酵制成的鱼肉、豉酱之类物品为主食。**挛痹:**筋脉拘挛,骨节麻痹疼痛类疾病。**杂合以治:**根据五方病人及其所患疾病不同,综合五方各种治疗手段或方法予以治疗。(以上《素问·异法方宜论》)

332 因其轻而扬之:病邪轻浅的病证,当用质轻而升散的药剂或方法治疗,以驱邪外出。**因其重而减之:**病情深重者,应逐步攻减邪气。**因其衰而彰之:**气血虚衰的病证,要用补益的方法,使气血充盛而彰显。**形不足者,温之以气;精不足者,补之以味:形体虚弱者,需用益气的方药予以温补;阴精不足的病证,当用味厚的药食进行滋养。其高者,因而越之:病位高,邪在上焦时,应因势利导,运用升散、涌吐的方药治之。其下者,引而竭之:病位低,邪在下焦者,则运用荡涤、疏利的方药引导邪气从下而去。中满者,泻之于内:对中焦胀满的病证,以消导的方药,使积滞消除于内。渍形以为汗:用汤液浸渍、熏蒸形体肌肤,使其出汗。其慓悍者,按而收之:按,作"察"解。对病势急猛的患者,医生需迅速采取措施,制伏病势。血实宜决之:决,即开凿壅塞。血分邪气壅盛,血行不畅而瘀滞者,治疗宜疏通脉道,常以针刺破血或以药物活血通瘀。(以上《素问·阴阳应象大论》)

333 神不使:神,神机;使,役使。神不使,指神机丧失,对针石治疗措施不能发挥作用。(以上《素问·汤液醪醴论》)

334 有毒无毒,固宜常制:药物气味有浓淡之分,作用有峻缓之别,其制方、服药有常规法则。谷肉果菜,食养尽之:服药未尽之症,可用谷物、肉食、水果、蔬菜等调养正气以消除之。(以上《素问·五常政大论》)

335 重(chóng 虫)身:妇女怀孕者,以其身中有身,故曰"重身"。殒(yǔn 陨):死亡,坠落。此作损伤。(以

上《素问·六元正纪大论》)

336 脾瘅：指以口中甜腻为主症的脾热病证。**陈气**：久积脾胃的湿热之气。(以上《素问·奇病论》)

337 呼吸定息：一呼一吸谓之一息，一息既尽至而换息未起之际称为呼吸定息。**闰以太息**：闰，余也；太息，大息。呼吸定息之时，平人若一息脉动五次，是因为有时呼吸较长以尽脉跳余数的缘故。**平息以调之为法**：医生调节自己呼吸，使之均匀，以衡量病人的脉息至数，以此作为诊脉常规。**胃者，平人之常气**：胃气是健康人的正常脉气。**不间脏**：即传其所克之脏。**真脏脉**：指脉无胃气而真脏之气独见的脉象，如但弦无胃之类。(以上《素问·平人气象论》)

338 正治：逆疾病征象而治，即所选药物的属性与疾病的性质相反。又称为"逆治"。**反治**：顺从疾病假象而治，即针对病证假象制定治法，但从本质上来说，药性与疾病的性质仍是相反的。(以上《素问·至真要大论》)

第四部分 ◎ 简要分析

401 如何理解"法于阴阳,和于术数"的含义?

语出《素问·上古天真论》。法,即效法。法于阴阳,意思是效法自然界寒来暑往和昼夜晨昏的阴阳变化规律。和,即调和,此有恰当运用之意;术数,指修身养性的方法,包括导引、吐纳、咽津、按跷等。

402 据《素问·上古天真论》记载,上古之人长寿的秘诀有哪些?

该篇认为,上古时代那些懂得养生之道的人能够效法自然界阴阳变化规律,恰当运用养生的方法,饮食有节制,起居有规律,不做过分的劳动,所以能使形体和精神相互协调,而享受到天赋的自然寿命。

403 据《素问·上古天真论》记载,导致早衰的常见原因有哪些?

该篇认为不懂得养生的人把酒当水浆,滥饮无度,使反常的生活成为习惯,醉酒后行房事,因纵欲而使阴精竭绝,因嗜好无度而使真气耗散,不知保持精气充满,不善于调摄精神,贪图一时之快,违背了养生的乐趣,起居无规律,所以刚到半百之年就很衰老了。

404《灵枢·天年》对生命过程的论述有何特点?

该篇对生命过程论述的特点是:以五脏功能、气血盛衰为基础,以其外在特征,即标志着生命活力的行动特征为依据,把整个生命过程以每 10 岁为阶段来论述的。10～40 岁,是人体生长发育逐渐旺盛时期;40 岁以后,人体逐渐衰老,直至百岁而终。

405 简述"阳生阴长,阳杀阴藏"的含义。

语出《素问·阴阳应象大论》。① 指植物在一年中春生、夏长、秋收、冬藏的正常发展规律;② 反映出阴阳的互根规律,即:春夏为阳生之季,属阴的地之万物则长;秋冬为阳杀(减弱)之季,属阴的地之万物则藏。就气血而言,气旺(阳生)则精血得长(阴长),泻火(阳杀)则能保津(阴藏)。

406《素问·阴阳应象大论》对不同病邪所伤不同部位的规律是如何论述的?

该篇有云:"故天之邪气,感则害人五脏;水谷之寒热,感则害于六腑;地之湿气,感则害皮肉筋脉。"提示病邪性质不同,侵袭人体的途径及部位各异。天之六淫邪气,由表入里,终至伤害五脏;饮食寒热等有形邪气易伤害六腑;地面的湿气易伤害皮肉筋脉。

407 结合《素问·阴阳应象大论》,简述不良情绪的致病特点。

该篇有云:"人有五脏化五气,以生喜怒悲忧恐。故喜怒伤气,寒暑伤形,暴怒伤阴,暴喜伤阳,厥气上行,满脉去形。"说明情志活动是以五脏精气为物质基础的,情绪失控会直接影响脏腑气机,"喜怒伤气",并影响阴阳的平衡失调,"暴怒伤阴,暴喜伤阳",甚至可致神志丧失,生命垂危,"厥气上行,满脉去形"。

408 如何理解"膀胱者,州都之官,津液藏焉,气化则能出矣"?

语出《素问·灵兰秘典论》。"州都"指水液聚积之处,膀胱为贮尿之所,故称"州都之官"。"气化"是指肾气对膀胱所藏的津液的蒸化和升清降浊功能,包括津液的升腾、输布和尿液的形成、排泄。这句实际上是说膀胱具有贮藏全身升清降浊后的津液,在肾的气化作用下,变为尿液排出体外的生理功能。

409 简述"魄门亦为五脏使"的含义及临床意义。

"魄门亦为五脏使"语出《素问·五脏别论》。魄,古通"粕"。肛门排泄糟粕,故名魄门。本句意指肛门的启闭功能依赖于五脏之气调节,而其启闭正常与否又影响着脏腑气机的升降,故为五脏之役使。临床上便秘或泄泻,要分别从肺、胃、脾、肝、肾等脏腑辨证施治,而且这些脏腑的病变有时也可通过控制肛门启闭而收到疗效。如吴瑭应用宣白承气汤既可治肠热便秘,又可治疗肺热痰鸣。

410 根据《素问·太阴阳明论》,试述病邪与脏腑发病的关系。

《素问·太阴阳明论》以太阴、阳明为例,论述了由于经脉脏腑阴阳不同,产生的病理变化各异的问题。阴经和五脏在里属阴;阳经和六腑在表属阳。外邪侵犯,先入在表在阳之阳经、六腑;内伤饮食起居,直犯在里在阴之阴经、五脏。阴阳特性中阳刚阴柔,即所谓"阳道实,阴道虚"。

411 试述"脾不主时,各十八日寄治"的含义。

"脾不主时,各十八日寄治"出自《素问·太阴阳明论》。脾是土脏,主中央,常以四时来主持四脏,分别寄治于每季的后十八日,所以没有单独的主时。脾主运化,能将胃土的水谷精微输送至全身发挥作用。土是效法自然界而生长万物的,所以其气能行于全身上下,而不仅主旺于一个时令。

412 根据《素问·太阴阳明论》,试述"脾病而四肢不用"的机制。

四肢要依赖胃气所化生的水谷精气的营养,但水谷精气不能直接到达四肢，必须经过脾的运化，才能输布到四肢得以禀受。如果脾病不能为胃运行水谷精气，四肢得不到水谷精气的营养，精气日渐衰退，经脉也不通利，筋骨肌肉得不到水谷精气的滋养，导致四肢不能随意活动。

413 简述"四肢八溪之朝夕"的含义。

语出《素问·五脏生成》。溪，肉之小会；八溪，指上肢的肘、腕关节，下肢的膝、踝关节，左右侧共八处。朝夕，指海水早涨为潮，晚涨为汐，此处指早晚。此言人身脏腑之气血从早到晚时刻出入流行于四肢关节、血脉、骨髓、筋膜之间，如同每天潮汐从不间断地营养全身脏腑组织器官。

414 简述"人卧血归于肝"的含义。

语出《素问·五脏生成》。肝具有贮藏血液和调节血量的重要功能，当机体清醒和活动时，将贮藏的血液输送各个组织器官，以供机体活动之需要。当机体入睡休息时，所需血量减少而一部分血液回流贮藏于肝。因此，"人卧血归于肝"实为肝藏血功能的具体体现和理论依据。

415 简述"凡刺之法，先必本于神"的临床意义。

语出《灵枢·本神》。神，即神气，是人体生命活动的主宰，包括精神志意等。本于神，指针刺能否取效，根本在于患者的神气。大凡针刺治疗的法则,首先要依据患者的神气。其临床意义在于患者的精神状态和机体调节适应能力(神机),为针刺治疗的关键。

416 简述"随神往来者谓之魂,并精而出入者谓之魄"的含义。

语出《灵枢·本神》。此言人的精神活动中有魂、魄两种形式。魂属阳,为意识、知觉、谋虑之类;魄属阴,为本能的运动及痛痒感觉等。魂随神的支配而活动,魄依精气为基础。

417 简述"天之在我者德也,地之在我者气也,德流气薄而生者也"的含义。

语出《灵枢·本神》。"天之在我者德也"是指天德赐予人类的是空气、阳光、雨露等。"地之在我者气也"是说地德赐予人类的是大地、植物、清泉等。说明自然赋予了形成人类生命的物质和特性。流,向下流布;薄,向上涌出。德流气薄,犹言天德下流,地气上交,阴阳相错,升降互因,始有生命的产生。

418 如何理解"太阴主内,太阳主外"?

语出《灵枢·营卫生会》。太阴,指手太阴肺经;内,指营气;营行脉中,始于手太阴而复合于手太阴,故曰太阴主内;太阳,指足太阳膀胱经;外,指卫气。卫行脉外,始于足太阳而复合于足太阳,故曰太阳主外。

419 根据《灵枢·营卫生会》，简述"营出中焦"和"卫出下焦"的立论依据。

"营出中焦"的立论有二：一是从营气的化源；二是从营气的运行始于手太阴肺经，而手太阴肺经起于中焦。"卫出下焦"的立论也有二：一是卫气根于肾中阳气；二是卫气的运行白昼始于足太阳膀胱经而行于阳分，夜晚始于足少阴肾经而行于阴分，其经气自下焦肾和膀胱出。

420 根据《灵枢·营卫生会》，简述营卫之气与睡眠的关系。

《灵枢·营卫生会》认为，营卫之气与人的睡眠的关系密切。少壮之人，气血旺盛，气道通畅，营卫之气运行正常，故白天精力充沛，精神饱满；夜则卫气运行于阴，故夜能安眠。老年人气血衰惫，气道不畅，营卫不能和调于五脏六腑，五脏之气不相协调，卫气白天不能正常地行于阳，故昼日精神不振；夜不能正常行于阴，故不能熟睡。

421 简述《灵枢·百病始生》对积证病因病机的认识及其临床指导意义。

《灵枢·百病始生》认为积证病因主要有寒气入侵、内伤忧怒、饮食起居不节、用力过度等，其中寒邪是积病的重要原因。病机是气机逆乱，气血阻滞，津液凝涩，日久成积。临床治疗积证当用祛邪攻毒、活血化瘀、行气破气、化痰软坚散结等方法。体虚或病之后期，则当养血补气,攻补兼施。

422 简述"阳气者,精则养神,柔则养筋"的含义。

语出《素问·生气通天论》。当理解为"阳气者,养神则精,养筋则柔"。精,指精神爽慧;柔,指筋脉柔和、活动自如。阳气能温养神气而使精神爽慧,温养筋脉而使肢体柔和、运动自如。

423 简述"高粱之变,足生大丁"的含义。

语出《素问·生气通天论》。高,通"膏",即脂膏类食物;粱,通"粱",即精细的食物;足,可以;大,不易速愈的;丁,通"疔",泛指疮疡。本句说明过食膏粱厚味,内热蓄积,日久生变,可以使人发生难治的疮疡。

424《素问·生气通天论》对阴阳偏胜的病理变化是如何论述的?

如果阴不胜其阳,则阳用事,可出现"脉流薄疾,并乃狂"等病症,甚至"阳强不能密,阴气乃绝"。如果阳不胜其阴,则阴用事,可出现"五脏气争,九窍不通"。若阴阳离决,则危及生命。提示阴阳之间存在着相互制约的关系,阴不胜阳则阳偏亢,阳不胜阴则阴偏盛。

425 简述"阴之所生,本在五味;阴之五宫,伤在五味"的含义。

语出《素问·生气通天论》。阴:即阴精;五味,即酸苦甘辛咸,此处泛指食物。五宫,即五脏;阴之五宫,即藏蓄阴精的五脏。本句意指精的产生,本源于饮食五味;藏蓄阴精的五脏,又会因饮食五味太过而损伤。

426 简述"谨守病机……此之谓也"的含义。

《素问·至真要大论》指出,谨慎地遵循病机理论,掌握各种病证与病机之间的隶属关系,有外邪的当探求是什么邪气,没有外邪的应寻找其他方面的原因;邪气盛的当追究是何原因,正气虚的应追究是何原因。必须首先掌握天之五气及人之五脏之气的偏盛偏衰,然后流通气血,使之协调畅达,达到和谐平衡的目的,这就是有关病机的道理。

427 掌握病机的重要意义是什么?

"病机"一词出自《素问·至真要大论》,意即"病之机括","病变所由出也"。病机,就是疾病发生、发展与变化的机制,其内容包括病位和病性两部分。病机概括地反映了人体内部阴阳失调、正邪交争、升降失常等一系列矛盾运动,是认识疾病的着眼点。从辨证施治看,"理"置于第一位。所谓"理",就是指病因病理,即辨析病机,它是立法制方的理论依据。

428 简述风厥的病因、病位、病机、症状及治疗方法。

据《素问·评热病论》记载,风厥属于外感热病之一。其病位在太阳、少阴两经。风邪外袭,因太阳居表,首先受邪,邪正交争,引动少阴经气上逆,故出现汗出身热、烦满不为汗解的一系列症状。治疗方法是内外同治,即外用针表里刺之,泻太阳而补少阴,又以热水内服而调治之,邪去正复,疾病痊愈。

429 简述劳风病如果青黄涕不出则伤肺致死的临床意义。

据《素问·评热病论》记载,劳风咳出青黄色稠痰,其性状如脓液,大小如弹丸,从口中或者鼻中排出,不排出的话,容易损伤肺,伤肺就易危及生命。护理上讲究痰液的及时排出,因痰液排出是祛邪途径之一。凡有利于痰液排出的均可采用,如现代用药物化痰、稀释痰液、雾化疗法、变换体位等方法,切忌镇咳,否则痰不出而伤肺,易致危重恶化。

430 怎样理解《素问·咳论》"外内合邪"致咳说?

所谓"外",指外感风寒邪气。皮毛与肺相合,皮毛感受风寒,则邪气从其合而内伤于肺,肺气上逆而咳。所谓"内",指内伤寒饮寒食。肺的经脉起于中焦,还循胃口,上膈属肺。寒凉饮食入胃,寒邪循肺脉上至于肺,导致肺寒而生咳嗽。"外内合邪"即指外感风寒邪气与内伤寒凉饮食,是引起咳嗽的常见病因及诱发条件。

431《素问·举痛论》是如何揭示五脏卒痛的病因病机的?

原文曰:"寒气入经而稽迟,泣而不行。客于脉外则血少，客于脉中则气不通，故卒然而痛。"致痛原因颇多，寒邪所伤是致痛的常见病因。寒邪伤人，一则可使气血运行不畅，不通则痛；二则因血脉不畅，气血不能濡养脏腑组织，不荣则痛。前者属实，后者为虚。

432 根据《素问·举痛论》，简述望诊和切诊在痛证诊断中的运用。

通过观察五色变化便可了解疾病的发生部位及其性质，如黄赤属于热、白属于寒、青黑属于疼痛，此即视而可见之理。观察病邪所犯之经脉，按之坚硬、局部血脉壅盛的属实，按之陷下濡软的为虚，这些均可通过切按进行诊断。

433 简述痹的概念和"风寒湿三气杂至，合而为痹"的含义。

痹，闭塞之意。凡营卫气血闭塞不行所致的病证皆可称痹。风寒湿三邪夹杂而至，侵犯营卫失常之躯，形成痹病。病因上，《素问·痹论》强调了"风寒湿三气杂至，合而为痹"，认为多种外邪的共同作用是痹病发病的条件，也是痹病病因学的特点，提示了病情的复杂性。

434 简述"阴气者，静则神藏，躁则消亡"及"饮食自倍，肠胃乃伤"的含义。

语出《素问·痹论》。前句意即，五脏精气，若形不妄动,精神宁静,则邪不可干,精气固密,神有所藏,形神皆旺;如形体躁动,精神不安,则精气耗损,神气消亡。后句意即,饮食过饱饥或偏嗜,肠胃都会受到伤害。

435 简述五体痹传变为五脏痹的发病条件。

《素问·痹论》明确提示,五体痹向内脏发展的病理机转有二:一是"病久而不去",即五体痹迁延不愈,正气虚损;二是"重感于风寒湿之气",即反复感邪,痹邪内传,形成五脏痹。

436 根据《素问·痹论》,对痹病应如何治疗?

该篇提出"经络辨证"施治,即病在何经取何经之穴针刺;另一原则是五脏痹取输穴,六腑痹取合穴针刺。"逆其气则病,从其气则愈,不与风寒湿气合,故不为痹。"着重于营卫失调是痹病发生的重要内在机制,复因风寒湿邪气侵袭,两气相合,形成痹病。这对临床治疗痹病,从调和营卫入手提供了理论依据。

437 根据《素问·汤液醪醴论》,简述水肿的病因病机、临床表现、治则与治法。

该篇所论水肿病是由内伤所致阳气阻遏,阳不化水而水气停聚,临床表现为全身肿胀、中气喘动,治疗以"平治于权衡"为原则,具体治法有"去菀陈莝""微动四极""温衣""缪刺其处""开鬼门,洁净腑"等内外综合治疗。

438 简述"平治于权衡,去菀陈莝"的含义。

语出《素问·汤液醪醴论》。权,秤锤;衡,秤杆。权衡,通过调节达到平衡。平治于权衡,言治疗水肿要调节阴津阳气之间的偏盛偏衰,使之协调平衡。去,祛除;菀同"郁",郁结;陈,陈旧、陈腐;莝,斩草。此句作"去菀莝陈"意更妥,意为祛除郁结陈腐的水气。

439 根据《灵枢·水胀》,简述水胀与肤胀的不同点。

水胀与肤胀不同点是:水胀按之随手而起;肤胀按之窅而不起。一般水肿应按之窅而不起,气滞不能行水之肿证则应按之随手而起。但若腹水量多,形成较快,腹腔压力增高时,也能出现按之随手而起;肤胀虽为腹中有积气,但肤胀为全身肿胀,故按之可出现窅而不起,叩之呈鼓音。

440 简述"肾者,胃之关"的含义。

语出《素问·水热穴论》。关,门户、要会。肾主二阴,对水谷糟粕的排泄有司启闭的作用。而大小便正常与否,会直接影响脾胃功能。张介宾解释说:"肾气化则二阴通,肾气不化则二阴闭;肾气壮则二阴调,肾气虚则二阴不禁,故曰肾者胃之关也。"

441 "其本在肾,其末在肺"对临床有何指导意义?

《素问·水热穴论》以标本关系来阐述肺肾两脏的关系以及水肿病发生机制,对后世水肿病的辨证论治产生了较大影响。在此基础上,张介宾联系"肾者,胃之关也",补充了"其制在脾"的观点,进一步完善了脏腑主司水液气化的理论,为临床从肺、脾、肾三脏辨治水肿病,提供了理论依据。

442 简述"诊法常以平旦"的原理。

《素问·脉要精微论》指出诊脉的最佳时间是在清晨。理由是经过一夜休息,体内阴阳气血处于相对平静的状态,并且尚未进食和运动,则外界的干扰亦被排除,所以对有病的脉象最容易被诊察出来。虽然,临床上不可能对每个患者都采用平旦诊脉法,但应尽可能让患者处于相对安静的状态,排除内外环境对脉象的干扰,使脉象能反映患者的真实情况。

443 简述"四变之动,脉与之上下"的含义。

语出《素问·脉要精微论》。四变之动,指春夏秋冬四季的变化;上下,指脉象的浮沉。四时气候变动,人体的脉象也随之升降浮沉,所以春季脉象应合于圆滑的滑利,夏季脉象应合于矩尺的方盛,秋季脉象应合于秤杆的平衡,冬季脉象应合于秤锤的下沉。

444 简述《素问·脉要精微论》望面色善恶的要领。

该篇详细而形象地提示了望面色的要领。凡明润含蓄、有光泽的面色均提示五脏精气未衰,胃气未败,疾病预后尚佳,可称为"胃气色"。反之,夭然不泽、枯暗晦滞的面色则提示脏腑精气衰败,胃气欲竭,预后凶险,称为"真脏色"。

445《素问·平人气象论》调息察脉的基本方法是什么?

调息察脉的基本方法是"以不病调病人",即以健康人的呼吸来衡量患者的脉息。医生作为健康人,通过调匀自己的呼吸,以测定患者的脉息至数,计算患者脉搏的快慢。

446 如何理解《素问·平人气象论》春季诊脉"胃而有毛曰秋病,毛甚曰今病"?

春季脉象呈现出"胃而有毛",说明脉有胃气,但脉时不符。毛是秋季的脉象,春季见毛脉,说明正气尚能抗邪,故春天不发病,到了秋季才发病。毛脉之象明显,说明邪气较重,正气不足以抗邪,故在春季发病。

447《素问·平人气象论》判断四时五脏平、病、死脉的依据和方法是什么?

判断四时五脏平、病、死脉的依据是胃气的多少有无。若脉有胃气而兼有应时之象为平脉;脉少胃气而以应时之象为主者属病脉;若脉但见应时之象而毫无胃气则为死脉。

448《素问·五脏别论》所论诊治疾病的注意事项有哪些?

一是要全面审察患者病情。如原文所说:"凡治病,必察其(上)下,适其脉,观其志意,与其病也"。二是要了解患者思想,取得患者配合。如原文所说:"拘于鬼神者,不可与言至德;恶于针石者,不可与言至巧;病不许治者,病必不治,治之无功矣。"

449 简述"气口亦太阴也"的含义。

语出《素问·五脏别论》。太阴包括手太阴肺经和足太阴脾经,气口属于手太阴肺经,肺主气朝百脉,故气口可以反映全身脏腑气血盛衰情况。同时,手太阴肺经起于中焦,而脾胃为脏腑气血生化之源,胃气的盛衰也显现于气口,因此说:"气口亦太阴也。"

450 结合《素问·五常政大论》,简述体质与用药的关系。

该篇说:"能毒者以厚药,不胜毒者以薄药。"对耐药性强者,可选气味浓厚、作用峻猛的药物,否则药力不足,疗效不佳;对耐药性差者,应谨慎选择气味温和、作用轻缓的药物,过则伤正,影响疗效。

451 结合《素问·六元正纪大论》,简述孕妇患病的用药法则。

该篇曰:"有故无殒,亦无殒也。""大积大聚,其可犯也,衰其太半而止。"在辨证论治思想指导下,有是证便可用是药,所谓有病则病当之,既不伤胎儿,也不伤母体。但是必须注意《内经》的提示:"衰其太半而止,过者死。"

第五部分 ◎ 精华阐述

501《素问·上古天真论》提出的养生法则有哪些? 意义何在?

该篇提出五项养生法则:一是法于阴阳,即养生应效法四季昼夜的阴阳变化规律;二是和于术数,即恰当运用养生方法锻炼身体,如导引、吐纳、咽津、按跻等;三是饮食要有节制,既不暴饮暴食也不能偏嗜挑食;四是日常起居作息要有规律;五是劳作不要违背常度,无论劳力、劳神,还是房事都应适度。只有掌握了这些养生之道才能保持形神和谐协调,即"形与神俱",而"尽终其天年,度百岁乃去"。这些法则对今天的养生保健依旧有实践价值。

502《素问·上古天真论》提出的养生基本原则有哪两方面?请阐释其意义。

该篇提出的养生基本原则包括两个方面:一是对

外要适应自然环境的变化,避免邪气的侵袭,如"法于阴阳""虚邪贼风,避之有时"。盖"生气通天",人体生命之气与自然界阴阳之气相互贯通,故养生必须"因时之序",遵循自然界阴阳消长的变化规律,以利于人体真气的培育,同时避外邪,防其伤害人体,即《素问遗篇·刺法论》所谓的"避其毒气"。二是对内保持健康的生活方式,如通过调适神志、饮食、起居、劳逸等,使精神守持于内,真气调达和顺。其中调适神志之道,一则"恬惔虚无",避免情志过激,如大怒、狂喜之类,保持精神上的安闲清静,气血的运行就会和顺,百病不生;二则"精神内守",如静坐养神、气功入静意守等,神守于内,气不耗于外,气血充沛就会提高健康水平。

503 怎样理解"形与神俱"? 怎样才能做到"形与神俱"?

《素问·上古天真论》提出养生的目标是"形与神俱,尽终其天年",其中"形与神俱"即形神协调,是健康长寿的基本保证,这反映了《内经》形神统一的学术思想。形指有形可见的躯体,神则指无形的生命能力。形因神而活,神能御形;神得形而存,形壮则神旺。形神互存互济,协调统一,故健康应是形体无病痛之忧,情思无偏造之苦,身心和谐的生理状态。

504 试述"肾者主水,受五脏六腑之精而藏之,故五脏盛乃能泻"的含义和意义。

语出《素问·上古天真论》。本句说明了肾在生命活动中的重要生理功能及其与脏腑的关系。首先,肾在五行属水,应冬,主闭藏。"肾者主水"即指肾主藏精的功能,是人生殖功能盛衰和机体生长发育的主导因素。其次,肾与脏腑有先后天相辅相成的密切关系。肾藏先天之精,是脏腑功能活动的根本,同时肾又依赖脏腑化生之精的培育,才能源泉不竭。故五脏精气充盛,肾乃泄生殖之精。这种肾与脏腑相互依赖、相互为用的关系,对指导养生保健及辨证施治具有重要意义。如肾泄之精由脏腑之精培育而成,因而宜慎守之,忌房事不节是养生的重要内容,提示欲保肾气,不可忽视对脏腑之精的培育。此外,后世医家提出的诸多治疗法则,如补后天以实先天、补先天以长后天,以及补后天养先天、先天后天同养等也是该理论的实际应用。

505《素问·四气调神大论》是如何总结四时规律并提出顺从四时阴阳养生方法的?

人的生命活动与自然息息相通,要维护人体健康,就必须保持机体与自然变化的协调。一年四季有春温、夏热、秋凉、冬寒的气候变化,万物有生长收藏的变化过程。人之五脏通应于四时,亦有生长收藏的规律,变现为阳气的升降浮沉趋势。《素问·四气调神大论》总结了这一规律，并提出了相应的养生措施。如春夏时起居宜晚卧早起，情志宜舒展、外露，使肝气升发，心气宣泄，以顺应春夏阳气生长的趋势；秋冬时起居宜早卧晚起，情志宜安宁、潜藏，以顺应秋冬阳气敛藏的趋势。

506 "春夏养阳，秋冬养阴"对指导预防保健有何现实意义？

语出《素问·四气调神大论》。该观点认为，春夏顺应生长之气以养阳，秋冬顺应收藏之气以养阴。春夏二季自然界气候温暖，阳气渐旺，人体的阳气亦盛于外而虚于内，故应保养体内阳气，不使宣泄太过，否则会使体内阳气虚损而有腹泻等病的发生；秋冬二季自然界气候寒冷，阴气转旺，人体则阴气外盛而内虚，故秋冬以养阴而不伤精，以适应来春的生气宣发。"顺之则阳气固，虽有贼邪，弗能害也"。根据四时阴阳的消长规律来调摄人体内部阴阳之气，对今天预防保健仍有其现实意义。

507 《素问·四气调神大论》的哪段原文道出了防重于治的医学思想？请予以分析。

该篇曰："是故圣人不治已病，治未病；不治已乱，治未乱，此之谓也。夫病已成而后药之，乱已成而后治之，譬犹渴而穿井，斗而铸锥，不亦晚乎？"意思是说，高明的医生不是有病了才去治疗，而是在没有发病就进行预防。这如同一个国家，不要等出了乱子后才去平息，而是在没有动乱之前就防止乱子发生的道理一样。如果疾病形成后再治疗，动乱已起才去治理，这就好像口渴了才去挖井，临阵格斗了才去铸造兵器一样，未免太迟了。原文以"渴而穿井，斗而铸锥"为喻，强调"圣人不治已病治未病，不治已乱治未乱"，道出了《内经》防重于治的医学思想。

508 根据《灵枢·天年》，试述有关胚胎生成的理论。

该篇探索了人体生成的机制与过程，提出"以母为基，以父为楯；失神者死，得神者生"，即胚胎的发生，是以母血为土壤，以父精为种子，阴阳交媾，精血结合而成，这是中医胎孕理论的基础之一。意义有二：首先，生命之来源即是父母之精，则父母之精的强弱及和谐与否是形成后代个体先天禀赋的基础，强调父母精血健全强壮对于后代的重要性。其次，禀受于父母的先天之精与生殖之精皆藏于肾，因而肾在先天禀赋中占有重要地位，这为后世从肾的保养与培补以强身防衰、治疗小儿先天发育不良奠定了理论基础。

509《灵枢·天年》认为，导致"中寿而终"的原因是什么？对养生有何指导意义？

在原因方面，该篇强调既有先天禀赋作用，如"五脏皆不坚,使道不长,空外以张""又卑基墙"等,又有后天不懂养生,"数中风寒",导致"血气虚,脉不通,真邪相攻,乱而相引"的病理变化,两者交互作用,使人"中寿而尽"。在养生方面,要重视保养身体,重视肾气,使五脏坚固,正气充足,血脉和调,抗御外邪,以延年益寿。

510 试述"阴阳者,天地之道也……治病必求于本"的含义

《素问·阴阳应象大论》"阴阳者,天地之道也。万物之纲纪,变化之父母,生杀之本始,神明之府也。治病必求于本"一节,提出了阴阳学说的基本观点。阴阳的对立说是一切事物产生、变化、发展、消亡的根源,是自然界运动变化的总规律。同时也清楚地告诉人们,万物的生成、变化、消亡的根源不是上帝和鬼神,而是物质世界内部所具有的阴阳作用。"治病必求于本"句中的"本"指阴阳而言,因为疾病的发生和发展变化的根本原因就是阴阳的失调。要做到"治病必求于本"就必须在诊断上诊察阴阳的失调状况,而治疗则要重视纠正阴阳的偏胜偏衰,恢复和促进其平衡协调。作为医生要紧紧把握这个纲领。如诊病要分阴证、阳证,切脉要分阴脉、阳脉,治法须定阴阳补泻,用药应懂药性之阴阳,治病就是协调阴阳,故必求于阴阳之本。

511 如何理解"阴在内,阳之守也;阳在外,阴之使也"?

语出《素问·阴阳应象大论》。说明阴精是阳气的物质基础,能够为阳气的运动提供保证;而阳气在体表所承担的作用,一为抗御外邪,二是固摄精气,皆使阴精免受损伤。这不仅阐明了阴阳二者之间的互根互用关系,而且对人体生命活动规律进行了概括,指出了复杂的生命活动也无非是物质与功能对立统一的高度概括,对分析病例和临床实践有着重要的指导意义。如汗出太过,耗伤阴精,治疗时不仅要养护阴液,还须注意固护阳气,阳气充实,则汗液固摄。

512 结合《素问·阴阳应象大论》,归纳阴阳对立、可分、互根、互制、转化等基本内容。

① 对立性:如"积阳为天,积阴为地""阴静阳躁"等。② 可分性:"味厚者为阴,薄为阴之阳;气厚者为阳,薄为阳之阴"等。③ 互根性:如"阳生阴长,阳杀阴藏""阴在内,阳之守也;阳在外,阴之使也"等。④ 互制性:如"阴胜则阳病,阳胜则阴病"。⑤ 转化性:如"重阴必阳,重阳必阴""重寒则热,重热则寒""寒极生热,热极生寒"等。

513 试述《素问·阴阳应象大论》阴阳偏胜和转化理论的临床指导意义。

阴阳之间存在彼此消长、相互转化的关系。在病理情况下,阴偏盛就会导致阳亦病,阳偏盛就会导致阴亦病。换句话说,就是阴病及阳,阳病及阴。从阴阳的失衡来说,阳盛化热则见热象,阴盛生寒则见寒象。从阴阳病性的转化来说,寒病至极可现热象(真寒假热),或向热病转化(寒证热化);热病至极可现寒象(真热假寒),或向寒病转化(热证寒化)。

514 结合《素问·阴阳应象大论》,举例说明阴阳升降理论的临床应用。

该篇以云雨为例,说明了体内阴阳清浊升降的生理,并列举了阴阳升降失常的病理和病证。经云,"清阳出上窍,浊阴出下窍;清阳发腠理,浊阴走五脏;清阳实四肢,浊阴归六腑","清气在下,则生飧泄;浊气在上,则生䐜胀"。阴阳升降理论可指导临床实践,如年长体虚,官窍衰弱,耳目失聪者,可据"清阳出上窍"理论,用补益元气、升提阳气之法使清阳之气振奋,官窍功能恢复,方如益气聪明汤。再如,"清气在下,则生飧泄"说明飧泄为清阳之气不升所致,故治完谷不化时,可用健脾升清药物,使清气上升而泄止。

515《素问·阴阳应象大论》是如何以阴阳理论来解释药食之气的属性和作用的?

该篇有云:"阴味出下窍,阳气出上窍。味厚者为阴,薄者阴之阳;气厚者为阳,薄为阳之阴。味厚则泄,薄则通；气薄则发泄，厚则发热。壮火之气衰，少火之气壮；壮火食气，气食少火；壮火散气，少火生气。气味辛甘发散为阳，酸苦涌泄为阴。"原文以阴阳理论来解释药食气味的属性和作用。药食之品均有气有味，阳升阴降，气升味降，是以阴阳之升降理论阐述的；"味厚者为阴，薄为阴之阳；气厚者为阳，薄为阳之阴"则又以阴阳的可分性来论述，这些理论是后世药物学中升降浮沉的理论依据。

516 后世对"壮火之气衰，少火之气壮"有何发挥？试述其临床指导意义？

语出《素问·阴阳应象大论》。此句本义是说，气味纯阳的药物食物会使元气虚衰，气味温和的药物食物能使元气旺盛。王冰将"火"引申为人体的阳气，后世医家得此启发，并有所发挥，如李东垣对"壮火之气衰"，理解为"火为元气之贼"；张介宾则提出，"阳和之火则生物，亢烈之火反害物。"根据这些观点，则"壮火"是指亢盛的阳气，即病理之火，易戕害人体；"少火"为温和的阳气，属生理之火，是人体不可或缺的生命之火。如此解释，可以加深对人体阳气的生理病理的认识，而不局限于药物气味的寒热阴阳，其临床指导意义就更广泛了。故临床上对于亢烈的阳气，常以清热泻火之法，如清心火用泻心汤、导赤散等，清肝火用龙胆泻肝汤之类，清胃火以白虎汤等，目的是将过亢的病理之火清除，以免耗伤元气和真阴。对于温和的生理之火——少火，则需时时顾护，以使人体保持蓬勃的生机，由此张介宾还创制了右归丸以补益此生命之火。

517 试分析"善诊者，察色按脉，先别阴阳"的基本精神。

语出《素问·阴阳应象大论》。本句说明运用阴阳学说诊病很关键，后世所建立的八纲辨证就是以阴阳二纲为总纲。"善诊者，察色按脉，先别阴阳"，人体疾病用阴阳来概括，不外乎阴阳失调偏胜偏衰所致，而临床治疗原则是"必察其阴阳所在而调之，以平为期"。故临证无论察色和按脉，必须先别其阴阳的盛衰。"察色按脉，先别阴阳"对中医诊断学产生了重要影响，已成为诊法的纲领。"审清浊""视喘息""听音声""观权衡规矩"等内容都是四诊的具体内容，可见四诊合参和辨别病证阴阳属性的重要性，同时其也是辨证论治的前提和依据。

518 举例说明《素问·阴阳应象大论》运用阴阳理论指导针刺治疗的内容和意义。

该篇云："故善用针者，从阴引阳，从阳引阴，以右治左，以左治右，以我知彼，以表知里，以观过与不及之理，见微得过，用之不殆。"是以阴阳的理论指导针刺治疗，人体三阴三阳经脉是一个整体,其经气相互贯通,所以在针刺时可采用"从阴引阳,从阳引阴"的方法,这是《内经》整体观在针刺法中的应用。循此原则,临床可避免头痛医头,脚痛医脚。如小儿遗尿,针刺百会穴,这是下病上治,从阳引阴;肝阳上亢,头痛欲裂,针刺三阴交,是上病下治,从阴引阳;胸闷如室,心痛如绞,针刺心俞,是胸部的病痛治背部,从阳引阴等。

519 如何理解"清气在下,则生飧泄;浊气在上,则生䐜胀"?

语出《素问·阴阳应象大论》。此句具体论述了人体阴阳升降失常所造成的病理变化和病证举例,不仅是运用阴阳学说说明人体病理的具体体现,也是对"治病必求于本"的具体申明,具有重要的临床指导意义和实用价值。清阳不升而下陷可致多种临床病证,如眩晕、泄泻等,益气升阳是基本治则,李东垣补中益气汤、升阳除湿汤等方即是其代表。其中,飧泄是指完谷不化的一类泄泻,系由中气虚陷,清阳不升所致。浊阴不降而上逆,也可导致许多病证,常见的如痞证、胸腹胀满、鼓胀等,而且浊阴不降病机上也每与清阳不升有关。

520 试述"清阳出上窍,浊阴出下窍;清阳发腠理,浊阴走五脏;清阳实四肢,浊阴归六腑"的含义

语出《素问·阴阳应象大论》。旨在说明清阳和浊

阴在体内的不同分布和走向,其中三对"清阳""浊阴"所指有所不同。"清阳出上窍,浊阴出下窍"中的清阳即饮食所化之精微,其轻清上升化为呼吸之气,并散布于头面七窍,以成发声、视觉、嗅觉、味觉、听觉等功能;其糟粕重浊沉降,由前后二阴排出。"清阳发腠理,浊阴走五脏"中的清阳为饮食所化之精微,其轻清部分外行于腠理肌表,其浓稠部分内注于五脏。此清阳指卫气,浊阴指精血津液(也有认为此"清阳""浊阴"指阳气、阴精,可参)。"清阳实四肢,浊阴归六腑"中的清阳即饮食物化生的精气,充养于四肢;其代谢后的糟粕,由六腑排出。由此可见阴阳为一对相对概念,在不同范畴中所指不同。此外,此句提示我们清阳之气向上,向外生发;浊阴之气向下,向内沉降,为后世治疗学中多种治疗法提供了依据,如治疗耳目失聪的益气升提法、治疗表证的宣肺发散法、治疗手足厥逆的温阳法、治疗肠胃积滞的攻下法、治疗水肿的利水逐水法,都是在这一理论的启发下发展起来的。

521 如何对"阴胜则阳病,阳胜则阴病"予以理解和发挥?

语出《素问·阴阳应象大论》。可从三个层次理解发挥:① 联系"气味辛甘发散为阳,酸苦涌泄为阴",此句阴胜是指药食酸苦涌泄之味太过,则伤人体的阳气;

阳胜是指药食辛甘发散之味太过,则伤人体的阴精。② 结合"阳胜则热,阴胜则寒"之论,此句指阴阳偏胜偏衰的病机。③ 推而广之,从哲学角度来说,本文又说明了阴阳之间的对立斗争和消长的关系,阳长则阴消,阴消则阳长,两者相互斗争互为消长。上述三种解释从药食气味、疾病病理到阴阳法则等不同角度阐释了《内经》这一理论,是对中医阴阳学说的进一步发挥和完善。

522 如何理解"风胜则动,热胜则肿,燥胜则干,寒胜则浮,湿胜则濡泻"?

此句出自《素问·阴阳应象大论》,概括指出了五气太过的致病特点。自然界有四季五气的变化,风暑湿燥寒太过伤人便是外感邪气,外感邪气侵袭首先损伤人体的形体,如风气太过,引起肢体动摇震颤或头目眩晕;暑热太过,引起营气壅滞肉理,聚为痈疡红肿;燥邪太过,引起人体内外干涩;寒邪太过,损伤阳气,阳气不行,聚水成为浮肿;湿邪太过,脾被湿困,失于健运,升降失常,水谷不分而致泄泻稀溏,故濡泻又称湿泻。这种病因辨证观点对临床分析病机以及确立治法都具有重要意义。后世将动摇震颤等症状视为内风,将津液干涸的表现归为内燥等,均是对原文的引申发展。后世治疗泄泻常用的健脾以运湿、苦温以燥湿、淡渗以利湿、芳香以化湿、助阳以温化寒湿、苦寒以清泄湿热等方法,都是根据"湿胜则濡泻"理论制定的。风热燥寒湿本是自然界气候变化要素,其太过各有征象,而其致病则显示相应病象,医家便据此探求病因病理,不仅强调了病因辨证的要点,而且丰富了外感病的病机学说。

523 为什么阳胜病"能冬不能夏",阴胜病"能夏不能冬"?

阳邪胜故身热,阳邪实于表则腠理闭塞,实于里则喘粗不得卧,前俯后仰。若不汗出,阳邪不得泄越则全身内外皆热。齿干,乃津液耗伤之症。烦冤是阳邪胜极,扰乱心神所致。腹满,乃阳邪结于中焦,阳胜阴绝,中土败坏,故预后不良。这种阳盛阴绝之证,在冬季阴胜之时尚能维持,若遇夏阳之热则不能耐受。阴胜则阳衰,故身寒。阳气衰微,卫表不固,则常常汗出而身觉清冷,甚则时时战栗,四肢厥逆。若阴寒胜极则阳气衰竭,阴邪盛于中州,脾胃阳气败绝,亦可致腹满,预后不良。这种阴盛阳绝之证,若在夏日得阳热之助尚可维持,若遇冬日之阴寒则不能耐受了。这说明病证的预后与季节气候四时阴阳的消长密切相关,强调了四时阴阳消长的规律对疾病预后的重要影响。

524 根据《素问·灵兰秘典论》,试述十二脏腑的主要生理功能及其相互关系。

十二脏腑的主要生理功能:心藏神,主人体精神思维活动而协调各脏腑的生理功能，为"君主之官"。肺主气，助心调畅全身气血和气机升降，为"相傅之官"。肝犹如将军，智勇兼备，主深谋远虑，为"将军之官"。胆主决定判断，肝胆相使，才能正确处理事务，为"中正之官"。膻中为心包络，犹如内臣，代君行令，主情志喜乐，为"臣使之官"。脾主思，考虑问题缜密周道、缓和公正，能为君主建言献策，为"谏议之官"（此说出自《素问遗篇·刺法论》）。胃能受纳腐熟水谷，化生水谷精微，为"仓廪之官"。大肠具有传化糟粕功能，为"传导之官"。小肠具有将胃消化之食物分清别浊的功能，为"受盛之官"。肾藏精充脑养骨，使人运动强劲，动作精巧，神强聪慧，为"作强之官"。三焦具有疏通水道、运行水液的功能，为"决渎之官"。膀胱能贮藏全身升清降浊后的津液，使之在肾的气化作用下变为尿液排出体外，为"州都之官"。以上十二官的功能活动不是孤立的，而是既分工又合作，密切配合，共同维持人体生理功能。十二脏腑是一个统一协调的整体，体现了藏象学说的整体观。

525 根据《素问·五脏别论》，试述奇恒之腑与五脏和传化之腑的功能特点及其异同。

所谓五脏是主贮藏精气神气而不是主传化水谷的。所以，五脏精气宜盈满，但不能壅实不行。六腑是主传导消化水谷而不是主贮藏精气神气的。所以，六腑水谷和糟粕宜暂时充实，但不能满滞不行。之所以这样，是因为饮食入口至胃，则胃中充实而肠中尚空虚，饮食从胃而下，则肠中充实而胃中空虚了。奇恒之腑在性能上，属阴象地，主藏蓄阴精，与五脏的性能相似；但脏与腑之间有表里配属关系，而奇恒之腑却没有，与传化之腑又相似又有异，故称"奇恒之腑"。

526 根据《素问·经脉别论》，试述食物精微在体内的输布过程。

该篇曰："食气入胃，散精于肝，淫气于筋。食气入胃，浊气归心，淫精于脉。脉气流经，经气归于肺，肺朝百脉，输精于皮毛。"可见，水谷入胃后，经胃的腐熟消化，化生精微物质，由脾运输，分成三端：① 散精于肝，输布于全身筋脉；② 部分精微物质，上归于心，输布于全身血脉；③ 上输于肺，输布于全身皮毛，四肢百骸。

527《素问·经脉别论》是如何论述水液代谢过程的？对后世治疗水肿有何启示？

该篇曰："饮入于胃，游溢精气，上输于脾，脾气散精，上归于肺，通调水道，下输膀胱，水精四布，五经并行。"揭示了水液代谢在体内的整个过程，说明脾、胃、肺都参与了代谢，而其中肺的宣发和通调水道的作用尤显重要。通过肺的宣发敷布作用，水谷精气得以布散全身，水精四布；经肺的肃降作用，代谢后多余的水液下输于膀胱。这些论述启发后世认识到"肺为水之上源",在治疗水肿的病证中用"提壶揭盖法"宣肺发越水气。脾在水液代谢中起运化、转输的作用,通过"脾气散精",津液才得以"上归于肺"。若脾气升清散精作用减弱,则水液不得上归于肺,停聚于体内而成水肿。总之,水液的代谢过程与脾、胃、肺、膀胱(肾)关系最为密切。

528 试述"生病起于过用"观点在发病学和治疗学上的意义。

"生病起于过用"语出《素问·经脉别论》,是指各种内在的或外界的因素突然地、剧烈地,或长期地过度作用,使机体固有的生理状态失常,出现病理改变。这是《内经》发病学观点的重要内容,对临床认识疾病形成有普遍意义。如四时寒暑太过,可影响人体而发病;自恃身体强健,不顺应四时养生,也可致病;饮食太过则伤肠胃,影响气机,甚至产生内热;喜劳忧思太过,则波及气机升降出入;动静劳逸过用,则耗气伤身,甚则动摇五脏之精。"生病起于过用"观点对于治疗学也有指导意义。《内经》强调治疗应"以平为期""无使过之,伤其正也"。掌握治疗的适度至关重要,即使是"大积大聚"之证,也只能"衰其大半而止,过者死"。另外,对疾病的护理和康复亦有意义。如热病过程中若"热甚而强食之","多食"则可造成食复和余热不清,反而不利于康复。

529 根据《素问·太阴阳明论》,试述脾与胃在生理、病理上的相互关系,及临床指导意义。

该篇通过分析脾病而四肢不用的机制阐述了脾胃在生理、病理上的密切关系。生理方面,解剖上"脾与胃以膜相连耳";经脉上足太阴与足阳明是表里关系,脾经又贯通于胃;功能上"太阴为之行气于三阴",阳明"亦为之行气于三阳",胃受纳水谷,为脏腑气血之源,然需要通过脾的运化,才能把水谷精气输布到四肢百骸,所以原文强调"脾为胃行其津液"的机制,以示脾功能的重要性。病理方面,"脾病不能为胃行其津液,四肢不得禀水谷气"而四肢不用。临床上对四肢枯萎,不能随意运动的病证,运用调治脾胃的方法常有一定的疗效,《素问·痿论》所载"治痿者独取阳明"的观点,着眼点也就是注重调理脾胃。

530 试述"故犯贼风虚邪者……阴受之则入五脏"的发病规律。

《素问·太阴阳明论》曰:"故犯贼风虚邪者阳受之,食饮不节,起居不时者,阴受之。阳受之则入六腑,阴受之则入五脏。"原文阐述了病邪与脏腑发病的关系。外感虚邪贼风,由阳感受;内伤饮食不节,起居失常,由阴感受。阳受邪则传入六腑,阴受邪则传入五脏。邪入六腑可见发热,不能睡眠,上部出现喘促有声。邪入五脏可见胸腹胀满闭塞，下部出现泄泻，日久变成痢疾。

531 试述脾属土，治中央的意义及其对后世的影响。

《素问·太阴阳明论》提出"脾者土也，治中央，常以四时长四脏，各十八日寄治，不得独主于时也"的观点，说明脾气四季皆旺。每个脏腑都离不开脾所运化的水谷精气的滋养，故有"脾脉者土也，孤脏以灌四傍也"之说，旨在突出脾在脏腑中的重要地位，提示临床调治脏腑疾病要注意对脾胃之气的调养。李东垣以此理论为基础，结合临床实践，著《脾胃论》，成为补土学派的代表人物，其重视脾胃的学术思想对中医学的发展产生了深远的影响。

532 根据《灵枢·脉度》，试述五脏和七窍的关系。

五脏的精气由经脉输送到颜面五官七窍，使七窍与五脏通应相连，发挥正常的生理功能。肺司呼吸，鼻为气道，故"肺气通于鼻"。鼻的功能是通行呼吸，辨别香臭。肺气失宣，则鼻塞不通。心主生血，心血可以通过经别上荣舌本，故"心气通于舌"，舌具有分辨五味、调节发音的作用。心火上炎，则舌赤红肿。肝藏血，开窍于目，故"肝气通于目"。目能视物形态，分辨五色。肝经风热，则目赤肿痛。脾主运化，水谷赖口摄入，故"脾开窍于口"。脾的功能正常，则食欲旺盛，口味调和。脾虚不运,则饮食口淡无味。肾藏精,充养于耳,故"肾气通于耳"。耳具有主持听觉、分辨五音的功能。肾精亏虚,则听力下降,不能分辨五音。

533 试述《素问·五脏生成》中脉、髓、筋、血、气的生理作用。

该篇对脉、髓、筋、血、气的生理功能做了具体论述,认为此五者依赖各自连属的关系构成整体功能,发挥其重要作用。五脏六腑之精气由十二经脉上注于目,始能构成眼的视觉功能;肾藏精主骨生髓,上注于脑,使脑具有主持肢体运动和思维之功能;肝主筋,全身筋膜连属骨节,形成肢体运动功能;心主行血,在心气推动下完成血脉循行不息的功能;肺主气,完成人体呼吸功能和气机调节的功用。

534 试对《灵枢·本神》描述思维过程的内容加以说明。

该篇对思维过程的描述是:"所以任物者谓之心,心有所忆谓之意,意之所存谓之志,因志而存变谓之思,因思而远慕谓之虑,因虑而处物谓之智。"所谓任物是指担当认识和处理事物之职。言担当认识和处理事物等职的是心。心感知事物后,根据记忆萌发的未成定见的意念活动,属认识事物的初级阶段。在保存意念的基础上,对事物产生了较为明晰的概念。对已形成的概念进行反复推敲、琢磨，随时进行调整和改变的过程，就叫做思。通过反复思考，对事物进行由近及远、由浅入深的分析，并加以推理、预测，称之为虑。经全面分析综合，对事物做出正确的判断和处理，就叫做智。

535《灵枢·营卫生会》是如何划分三焦并分别概括其生理功能的?

该篇将膈以上的胸部，包括心肺以及头面部，称作上焦。其生理功能概括为"上焦如雾"，形容上焦心肺宣发敷布水谷精气的功能，如同雾露弥漫灌溉全身。将膈以下、脐以上部位，脏腑主要是脾胃，称作中焦。其生理功能概括为"中焦如沤"，形容中焦脾胃腐熟水谷、吸收精微的功能，如沤渍食物，使之变化。将脐以下部位，包括肝、小肠、大肠、肾、膀胱等脏腑，称作下焦。其生理功能概括为"下焦如渎"，形容下焦排泄水液和糟粕的功能如同沟渠。

536《灵枢·营卫生会》是如何论述营卫之气的生成、性质、运行与会合的?

该篇指出，营气、卫气均化生于水谷精微，但两者的性质不同。营气柔顺而行脉中，具有营养的作用，主内守；卫气慓悍而行脉外，具有捍卫的功能，主外御邪气。其循行是：营气始于手太阴肺经，沿着十二经脉运行，于平旦复合于手太阴肺经；卫气始于足太阳膀胱经，昼行于阳经,夜行于五脏,于平旦复会于足太阳膀胱经。营卫二气昼夜各循行二十五周次,于夜半子时相会于内脏。如此,周而复始,运行不息,如环无端。

537《灵枢·决气》是如何论述精、气、津、液、血、脉六气生成及其作用的?

六气皆源于先天,赖后天水谷精微不断充养。由于其性质、分布部位及作用不同,故分为精、气、津、液、血、脉六者。精是构成人体生命的原始物质,能发育成新的生命体,源于先天,赖后天之精不断培育。气在上焦宣发作用下,输布全身,温养脏腑肌腠皮毛。津较清稀,能变为汗,滋润肌肤。液较稠浊,注于骨骼与脑,滑利关节,补益脑髓,润泽皮肤。血由水谷精微经复杂变化而成,具有营养、滋润和维持生命活动的作用。脉是血液运行的道路。

538《灵枢·本脏》对血气精神、经脉、卫气、志意的作用是如何论述的?

"人之血气精神者,所以奉生而周于性命者也"说明人的血气精神能奉养生机而使生命周全,是构成和维持生命的最基本物质。"经脉者,所以行血气而营阴阳,濡筋骨而利关节者也"指出经脉是血气运行之道,通过经脉可使血气敷布到全身,从而达到濡润筋骨、滑利关节的作用。"卫气者,所以温分肉,充皮肤,肥腠理,司开合者也"指出卫行脉外,具有温煦肌肉、充养皮肤的作用,因卫气行表,故对腠理有滋润及开合的作用。"志意者,所以御精神,收魂魄,适寒温,和喜怒者也"说明神气是生命活动的主宰,具有统御精神、控制魂魄、调理形体、适应外界寒温变化、调和精神情志等自控调节功能。

539 学习《灵枢·本脏》后,如何理解《内经》对健康标准的认识?

健康的标准主要体现在一个"和"上,即"血和"(经脉流行,营复阴阳,筋骨劲强,关节清利)、"卫气和"(分肉解利,皮肤调柔,腠理致密)、"意志和"(精神专直,魂魄不散,悔怒不起,五脏不受邪)、"寒温和"(六腑化谷,风痹不作,经脉通利,肢节得安)。由此《内经》的健康标准可归纳为三点:① 人体功能活动正常、气血运行和畅;② 人的精神活动正常;③ 人体能适应外部环境。

540 根据《灵枢·百病始生》,试述病因分类及其与发病部位的关系。

该篇将致病因素分为三类:一是天之风雨寒暑,易伤人体上部;二是地之寒湿邪气,易伤人体下部;三是喜怒不节,易伤内脏。邪气不同,伤人途径也不同。天地邪气伤人,由外在肌肤而入,故曰"起于阳";情志伤人,直接引起内在脏腑的气机变化,故曰"起于阴"。再者,虽然天地邪气致病均起于阳,但又有伤于上、伤于下的不同。风雨邪气伤人,初起多有以上身症状为主的表证;寒湿邪气伤人,多无明显表证,而常见下身肌肉筋脉的病变。将病因分为天、地、人三类,是《内经》一贯的学术思想。《素问·阴阳应象大论》中"天之邪气,感则害人五脏;水谷之寒热,感则害于六腑;地之湿气,感则害皮肉筋脉"的论述,也是这种思想的反映。

541《灵枢·百病始生》是如何阐述外感病发病机制的?

该篇有关外感病发病机制,可从三方面理解:① 外邪不遇正虚不发病。"风雨寒热"等一般性致病因素,在正气不虚,抗病力强时,不会致病,所谓"邪不能独伤人"。② "两虚相得,乃客其形",发病必须有虚邪贼风侵袭的外部条件,还要有正气亏虚的内部条件,两者相合,外感疾病才会发生。③ "两实相逢,众人肉坚",外有正常气候环境,内部正气旺盛,内外环境都不存在发病的条件,自然不会有外感病证发生。因此"两虚相得,乃客其形"是本段的关键,充分反映了《内经》外感发病的基本观点。在两虚之中,正气是起主导作用的,在正气虚的前提下外邪才可能侵袭人体。这种重视内因的发病学观点在《内经》中还见于《素问·评热病论》"邪之所凑,其气必虚"、《素问遗篇·刺法论》"正气存内,邪不可干"、《素问·上古天真论》"虚邪贼风,避之有时,恬恢虚无,真气从之,精神内守,病安从来"等原文中,其主要精神就是突出正气在发病过程中的决定性作用。这些理论有效地指导着中医学的预防、养生以及早期治疗等临床实践。

542 根据《素问·生气通天论》,试述阳气的生理功能。

① 气为人身之本:"阳气者,若天与日,失其所则折寿而不彰。"认为阳气为人身之本,以突出阳气对人体生命活动的重要性。② 卫外功能:"阳因而上,卫外者也。"说明阳气向上向外,能抵御外邪,卫护人体以预防疾病的发生。③ 养神养形:"阳气者,精则养神,柔则养筋。"说明阳气温养神气,则精神爽慧;温养筋脉,则筋脉柔和,活动自如。④ 阳气的昼夜消长规律:"平旦人气生,日中而阳气隆,日西而阳气已虚,气门乃闭。"阳气在一昼夜中有生发、隆盛、盛衰的变化规律,提示人体阳气与自然界阴阳变化息息相关。人要随自然界的阴阳变化来调节起居,以保持阳气的充沛,防止疾病的发生。

543 试对《素问·生气通天论》有关阳气病理变化的内容加以概括并说明。

该篇有关阳气病理变化的内容可以概括为以下情况。① 阳失卫外:阳气失于卫外作用,则时令邪气乘虚侵入。四时感邪不同,发生不同的病证。② 阳亢阴竭：平素烦劳过度，阳气过亢，阴精亏损，复加暑热煎灼，致阴精衰惫，发生突然昏厥，不省人事，古称"煎厥"。此病来势急骤，类似中暑。③ 阳气逆乱：由大怒而致气上逆，血随气升，气血逆乱，出现突然昏厥，古称"薄厥"。其临床表现除昏厥外，可见筋脉弛纵不收，类似中风。④ 阳气偏阻：阳气不足，偏阻一侧，不能温运全身，表现为汗出而半身无汗，有可能出现局部肢体废痿不用的病证。⑤ 阳热蓄积：嗜食膏粱厚味，易助湿生痰生热，生热则使人体内阳热蓄积；痰湿又易阻遏阳气，郁积化热。热毒逆于肉理，易生疔疮。⑥ 阳气郁遏：当阳气宣泄时，受水湿之气郁遏，宣泄不畅，易生疖子、痱子。或形劳汗出，坐卧当风，迫聚于皮腠，形成粉刺，郁而化热而成疮疖。⑦ 阳虚邪恋：阳气开合失司，外邪入侵，久留不去，损伤阳气，则易致阳虚邪恋的诸种病证，如大偻、瘘、痈肿、风疟等。

544 结合《素问·生气通天论》，试述阴精与阳气的关系。

① 相互为用，相互依存："阴者，藏精而起亟也；阳者，卫外而为固也。"阴是内藏的精气，供应体内应急之用；阳气能保卫体表，抵御外邪，使机体固密，保护阴精的正常变化。即《素问·阴阳应象大论》所谓："阴在内，阳之守也；阳在外，阴之使也。"② 相互制约："阴不胜其

阳,则脉流薄疾,病乃狂;阳不胜其阴,则五脏气争,九窍不通。"提示阴阳之间存在着相互制约关系,阴不胜阳则阳偏亢,阳不胜阴则阴偏盛。③ 阴平阳秘,精神乃治:阴阳平和协调,精神情志活动正常和谐。阴阳之间的和谐协调,是万物自身运动所形成的最佳状态。④ 阴阳之要,阳密乃固:强调阳气在阴阳关系中所起到的主导作用。

545 根据《素问·生气通天论》,试述饮食五味过用对五脏的危害。

酸味太过,则肝气亢盛,易乘脾土,致脾气衰竭;咸味太过,损伤肾气,大骨气劳,气化失司,水邪偏亢,侮土则短肌,凌心则心气抑;苦味太过,损伤心气,则心悸烦闷,心火不足,肾水上乘,故色黑而肾气不衡;甘味太过,损伤脾气,脾失健运,则湿阻中焦而脘腹胀满;辛味太过,肺气受损,津液不布,肝筋失养,故筋脉沮弛,肝主魂,肺主魄,魂魄失藏,故精神乃殃。

546 试述"百病生于气"的含义和临床意义。

《素问·举痛论》"百病生于气"中的"气"字不应理解为直接致病因素,而是指各种内外致病因素影响气机的异常变化,而导致各种病变。气在人体,调和则为正气,失和则为邪气。人体病证的表里虚实、气机的逆顺缓急,无不由于气之失和而为病,故称百病生于气。

一切致病因素首先引起气机紊乱,然后衍生出种种病理变化。无论是情志、寒热、劳倦等均可导致气机的紊乱或正气的亏耗。因此,从这一意义讲,"百病生于气"观点具有普遍意义。再从"九气"病理分析,基本上概括了有关气的病理变化,如气滞、气陷、气脱、气逆、气虚、气闭等。这对于临床上分析病理、指导治疗,具有重要的实践意义。

547 根据《素问·至真要大论》,试述分析病机的具体方法

该篇所述病机可分为脏腑病机和六气病机两类,提示辨析病机应从五脏定病位,从六气定病因,通过求有无、责虚实,以确定病变的性质;还要求结合气候的变化来分析病机。具体方法包括:① 辨五脏以定位:确定疾病发生的部位,是辨析病机的重要一环。每一脏腑由于其所在部位及生理功能各不相同,当发生病变时,其临床表现亦各具特点,因此辨病位时要抓住这些主症的特点,通过求其所属的方法以推求之。② 审六气以定病因:病机十九条中的六气,是以六淫致病的认识为基础,通过分析机体对病邪反映的结果来确定病因概念。③ 责虚实以定性:虚实反映了人体邪正斗争的消长情况,是确定病变态势和性质的纲领,指导施治的立法前提。④ 审察病机,无失气宜:即审察病机时应注意季节气候对病机转归的影响。所谓"必先五胜",就是确定天之五气与人之五脏之气的偏盛偏衰,全面分析自然环境与机体的整体联系。

548 病机十九条中引起筋脉挛急病变的因素有哪些?

据《素问·至真要大论》记载,引起筋脉挛急病变的因素有风、湿、热三方面。一是"风"。突然发作的筋脉强直、角弓反张等诸证大都为风邪所致。风性主动,内通于肝。风邪内袭,伤肝及筋,则见颈项、躯干、四肢关节等拘急抽搐、强直不柔。病起急暴突然之特点为风性善行数变之反映。二是"湿"。发痉和项强诸证大都为湿邪所致。湿为阴邪,其性黏滞,最易阻遏气机。气阻则津液不布,筋脉失于润养,进而导致筋脉拘急,而见项强不舒、屈颈困难,甚至身体强直、角弓反张。三是"热"。转筋抽搐、腰背屈曲反张诸证大都为热邪所致。热灼筋脉或热伤津血,导致筋脉失养,则见筋脉拘挛、扭转,身躯屈曲不直,甚至角弓反张。

549 试述"今夫热病者,皆伤寒之类也"的含义。

语出《素问·热论》。大凡急性发热的病变,多属于伤寒的范畴。伤寒是一切外感热病的总称,有广义、狭义之分。广义伤寒指感受四时邪气引起的外感热病;狭义伤寒指感受寒邪引起的外感热病。如《难经》云:

"伤寒有五：有中风、有伤寒、有湿温、有热病、有温病。"其中"伤寒有五"者为广义伤寒，是人体触犯以寒为首的四时邪气引起正邪交争，阳气被遏而致的外感性热病。"有伤寒"者为狭义伤寒，是言感受寒邪而致发热。

550《素问·热论》对外感热病提出的治疗大法和具体治法是什么？

该篇提出外感热病的治疗大法是"各通其脏脉"，即疏通病变所在的脏腑经脉，其实质包含着辨证论治的思想。"其未满三日者，可汗而已；其满三日者，可泄而已"则是具体治法。句中"三日"不能理解为固定的日数。这里的发汗和泻热均指针刺疗法。已，痊愈。全句意为：热病未满三日，邪在三阳，尚属表证，故可用发汗解表法使热退；已满三日，邪在三阴，已属里证，故用清泄里热法使热退。

551《素问·热论》六经分证与《伤寒论》六经辨证有何不同？

该篇的六经分证纲领，实为《伤寒论》六经辨证之滥觞。所不同的是，《素问·热论》仅以经脉论证，未及脏腑，只涉及实证、热证，未论述虚证、寒证；《伤寒论》对六经证候的描述更为详尽，不仅补充了虚证、寒证，而且每一经证候中详列经证、腑证及各种变证、坏证。

552 《素问·热论》对外感热病的预后是如何提示的？

该篇对外感热病预后做出提示："热虽甚不死。其两感于寒而病者,必不免于死。"热虽甚,其实质为正气强、邪气盛,正邪交争,热甚正未衰,故"不死";"两感于寒者",表里受邪,脏腑俱病,其实质为邪盛正虚,故"必不免于死"。这里的"死"与"不死",仅表示两者的严重程度有异。迨《伤寒论》问世,对这类表里两感的病证已经创立了许多治疗法则和方药,未必会死。

553 何谓遗复？遗热发生的病因、病机是什么？如何防止遗热的发生？

《素问·热论》指出伤寒热病有遗复。"遗"是指病邪遗留,余邪未尽,其原因是热病稍有好转,却因勉强进食,以致邪热与谷食之热相搏,使病情迁延,余热不清。"复"是指病愈后又复发,文中指出原因与"食肉"相关,提示热病之后,脾胃虚弱,消化功能较弱,应进食易消化的食物,不宜强食。热病初愈不宜进食过多油腻等助热难化之物,否则余热再起,而致复发。

554 试述阴阳交的概念、病位、病机、症状及预后。

据《素问·评热论论》记载,阴阳交是温热病中阳邪侵入阴分交争不解,邪盛正衰的一种危重证候,应特别加以重视。其病位在阳明与少阳之间,即"今邪气交争于骨肉"，说明邪气已离太阳之表。其证候特点是反复发热，汗出热不退，并伴有脉躁疾、狂言、不能食等证候。脉躁疾说明正不敌邪，邪热鸱张；狂言表示亡神失志；不能食提示胃气衰败，体内耗损的精气得不到补益，故病情尤见凶险。所以原文反复强调此证之危重险恶，"交者，死也""其死明矣""今见三死，不见一生，虽愈必死"，提示医者应对此有清醒的认识。同时，通过该文可得到启示，即判断邪正斗争情况，分析其预后，可从有汗无汗和汗出后的表现来判断。

555 试述劳风的概念、病机、症状及治疗方法。

据《素问·评热病论》记载，劳风是劳而汗出，体虚受风所致，病位在肺。病机是因风寒束表，卫阳被遏，肺气宣降失司，郁而化热，痰热壅肺。症状可见发热，恶风振寒，呼吸困难以致俯仰，咳出青黄色脓痰，项部僵硬牵强，视物模糊。然应补入"发热"一症，因《评热病论》所论皆为热病，劳风亦当有发热。治疗方法以针刺为主，用引导太阳经气的方法，缓解其项部牵强、瞑视、呼吸困难等病况，以利于肺气的宣降。

556 怎样理解"五脏六腑皆令人咳，非独肺也"？

《素问·咳论》明确提出"五脏六腑皆令人咳，非独肺也"的观点，说明咳嗽虽然是肺的主要表现，但因肺为诸脏之长，心之盖，朝百脉，所以其他脏腑发生病变，皆可以影响肺,导致其气机失调而见咳嗽。即如原文所说:"五脏各以其时受病,非其时,各传以与之。"人体是一个有机整体,咳嗽虽为肺之本病,但其他脏腑功能失调,病情发展到一定阶段,则也都可以影响到肺气宣降,导致肺气上逆而发生咳嗽。这对咳嗽的临床辨治有着重要的指导价值。

557 "五脏六腑皆令人咳"对当前临床诊治咳证有何指导意义?

临床上"五脏六腑皆令人咳"情况十分常见,诸如肝火犯肺致咳、脾肺气虚致咳、肺肾阴虚致咳、水寒射肺致咳等。因此,治咳除使用宣肺、益肺、降肺、润肺、清肺等治肺之法外,还常用培土生金法、佐金平木法、金水相生法等,其机制皆源于此。《素问·咳论》提示医者,在对咳嗽辨证治疗时,既要重视主症,也不能忽视某些与主症相伴的兼症,如大肠"咳而遗失"、小肠"咳而失气"等。因此在辨治时,同时分析主症与兼症才能真正明确致咳的病因、病位及传变关系,进而采取相应的治疗措施。

558 如何认识"此皆聚于胃,关于肺"? 对后世有何指导意义?

语出《素问·咳论》。其言五脏六腑虽皆令人咳,而以肺胃关系最为密切。首先,肺之经脉"起于中焦,下络大肠,还循胃口",肺胃同有主降特性,所以胃受寒饮寒食或接受他脏内传而聚于胃之邪气,均可使胃失和降并可通过肺脉使邪气上犯于肺而发咳嗽。其次,胃与脾同居中焦,为气血生化之源。若脾胃受伤,运化失司,气血生化乏源,一则土不生金,使肺之气阴不足,宣降失常而病咳;另则营卫失充,卫外减弱,易使外邪侵犯,内舍于肺而发咳嗽。再者,水液输布与肺胃关系密切,脾胃运化散精,上归于肺,津液乃得以输布全身。若肺胃功能失调,水液留滞,聚而成痰,上关于肺,肺失宣肃发为咳嗽、多痰、浮肿、喘急诸症。后世所谓"脾为生痰之源,肺为贮痰之器"的观点即由此而来。临床治咳,或化痰,或降气,或润燥,或益气,皆与肺胃有关,故陈修园说:"《内经》虽分为五脏诸咳,而所尤重者,在'聚于胃,关于肺'六字。"

559 根据《素问·举痛论》,阐述 14 种急性疼痛的病机分析?

从病机分析共五方面:① 寒主收引:寒邪外侵经脉,经脉挛缩拘急而疼痛。② 血气痹阻:寒邪凝滞,血气瘀涩,痹阻经脉,不通则痛。③ 寒热搏结:邪实于经,经脉盛满而痛。④ 血虚不荣:血脉空虚,不能荣养经脉,发生疼痛。⑤ 脏气逆乱:寒气侵袭五脏,脏气厥逆,阴阳之气不相顺接,发生痛而昏不知人。

560 根据《素问·痹论》,痹病的主要症状是什么?试对五脏痹的临床表现进行分析。

痹病以疼痛、麻木、沉重为主症。① 肺痹:肺气壅闭,故烦满而喘;胃气不降,故上逆而呕。② 心痹:心气痹阻,邪扰于心,故心烦、心悸;干于肺则上气喘息、咽喉干燥;心主噫,心气上逆则嗳气;心气逆不与肾相交,肾虚而恐惧。③ 肝痹:肝藏魂,肝气痹阻,魂不安舍,夜卧则惊骇;肝郁化火,消灼津液,故多饮,饮多则小便频数;气机郁滞,腹部胀满如怀孕之状。④ 肾痹:肾气痹阻,关门不利,故腹部善胀;肾主骨,肾痹气衰,骨失所养,下肢弯曲不伸,故能坐不能行,脊柱畸形,头项倾俯,脊骨高出于头。⑤ 脾痹:脾气不荣四肢,故四肢懈惰;脾不能为胃行其津液,胃气上逆则呕汁;脾气不能散精于肺,气行不畅,胸中痞塞,发为咳嗽。

561 根据《素问·痹论》,试述荣卫之气与痹病发生之间的关系。

《素问·痹论》论述了荣卫之气与痹病发生之间的关系。认为荣气循行在血脉之中,贯五脏,络六腑;卫气慓疾滑利,不能入于脉,循行于胸腹、分肉、肓膜之间。荣卫二气流动通畅,功能正常,风寒湿邪不易侵袭,则不发生痹病;若荣卫运行失常或虚损,风寒湿邪乘虚内袭,便可发生痹病。如原文说:"逆其气则病,从其气则愈,不与风寒湿气合，故不为痹。"强调痹病的发生既有风寒湿邪的侵袭，更有荣卫气血失调，内外相合则会发生痹病。

562 根据《素问·痿论》，试述痿病的病因病机和证候特点。

"五脏因肺热叶焦，发为痿躄"是致痿的主要病因病机，而五脏气热形成原因有三：① "有所失亡，所求不得""悲哀太甚""思想无穷，所愿不得"，均为情志所伤，气郁化热，热灼津伤而成痿。文中心、肺、肝三脏气热，均为情志所伤引起。② "意淫于外，入房太甚""有所远行劳倦"，为劳倦过度，伤精耗气，阴不制阳，内伐真阴，阳亢生热致痿，肝肾气热由此引起。③ "有渐于湿，以水为事，若有所留，居处相(伤)湿"，乃湿邪浸淫，湿邪化热，久则生痿，这是引起脾热的成因。"有所远行劳倦，逢大热而渴"，此远行触冒暑热，热灼津伤，骨髓空虚成痿，这是肾气热的成因。可见，情志所伤、劳伤过度、六淫侵袭(其中尤以湿邪浸淫为甚)，均可作用于五脏，致阴阳失调而生热，五脏真阴受损，肢体筋脉不得濡养，遂成痿病。

563 如何理解"治痿者，独取阳明"？

语出《素问·痿论》。其含义为：足阳明胃为五脏六腑之海，有润养宗筋作用，而宗筋有束骨而利关节之功,人体骨节筋脉依赖阳明化生的气血以濡养,才能运动自如;阴经阳经总会于宗筋,合于阳明,冲脉为十二经脉之海,将来自阳明之气血渗灌溪谷,并与阳明合于宗筋,故"阳明为之长"。"阳明虚则宗筋纵,带脉不引,故足痿不用",所以"取阳明"成为治疗痿病的关键。"取阳明"主要指针刺治疗,但作为方药论治的准则仍然具有实践价值。另外,原文说"独取阳明",此"独"不能理解只取阳明,从下文"各补其荥而通其俞,调其虚实,和其顺逆"分析,治痿仍需辨证论治,此以"独"字突出阳明胃在痿病治疗中的重要作用。

564 根据《素问·痿论》,试述痿病的治疗原则。

该篇对痿病的治疗原则包括三方面:① 治痿者独取阳明:胃为水谷之海、气血生化之源,筋骨肌肉、四肢百骸皆赖以资生,若阳明虚弱,气血亏损,宗筋失养,便生痿疾。取阳明以滋化源,补养气血津液,濡养筋脉关节,使痿者得复。② 各补其荥而通其俞,调其虚实,和其顺逆:提示治痿还须根据痿病的病变部位、疾病的虚实顺逆,针对有关的脏腑经络进行辨证论治。③ 各以其时受月:提出治疗痿病还必须遵循"因时制宜"的原则,既要根据病变的所在部位及其虚实顺逆,又要结合脏腑所主时令季节来立法选穴针刺,从而提高疗效。这对后世子午流注法的形成有一定启迪的作用。

565 痿病与痹病在病因病机、证候表现及治疗原则方面应如何加以区别?

据《素问·痿论》和《素问·痹论》,痿病是因五脏气热,热灼津液,精气受伤,不能濡养五体,日久而形成的。其病乃由内而发,波及五体。痹病的成因是由风寒湿外邪入侵,致营卫气血运行痹阻,继而使肢体筋骨活动受限形成痹病,病久可影响脏腑,其病理演变由外及内。同时痹病也可演变成痿病。痿病临床一般多见先因废痿不用,随之而肌肉萎缩,也有先是肌肉萎缩,渐至不能行动的。痹病一般表现为肢体关节的疼痛、麻木、沉重,严重者可出现脏腑功能紊乱的证候。针刺治则方面,痿病强调"独取阳明""各补其荥而通其俞"等辨证论治;痹病强调五脏痹取输穴、六腑痹取合穴及"循脉之分""各随其过"的经络辨治。

566 根据《灵枢·水胀》,试述水胀、肤胀、鼓胀的症状特点及鉴别诊断。

① 水胀以水湿停聚为主,上下泛溢,阻遏阳气。症状为眼睑浮肿,颈脉跳动明显,喘咳,阴股间寒,足胫肿,腹胀大,按其腹随手而起。② 肤胀系因寒邪客于皮肤,阳气被遏,气滞水停所致。症状为全身肿,皮厚,腹胀大,叩之如鼓,中空不实,腹色不变,按压腹部窅而不起。

③ 鼓胀系因肝脾肾失调,气滞、血瘀、水停于腹中所致。症状为腹部及全身肿胀等,但皮色青黄,腹部青筋显露。三者皆有身肿腹大,但水胀以手按其腹随手而起,皮薄光亮;肤胀以手按其腹不随手而起,皮厚,色不变;鼓胀虽与肤胀的全身肿胀相似,但鼓胀腹部皮色青黄,青筋显露。

567 根据《灵枢·水胀》,试述肠覃与石瘕的病因病机、症状特点、鉴别诊断及治疗方法。

在病因病机方面,二者均为寒邪侵袭,气滞血瘀,日久成积。肠覃因寒邪与卫气搏结,气血阻滞,日久成积;石瘕因寒邪闭阻子门,胞宫闭塞,恶血瘀滞,日久成块。在症状上,二者后期均出现腹大如怀孕的体征。在鉴别诊断上,肠覃病位在肠外,不影响月经,故"月事以时下",且男女均可发生;石瘕病位在胞宫,影响月经,故"月事不以时下",且只发生于女性。月经是否正常可作为二者的鉴别要点。在治法上,因两病均为气滞血瘀之证,故可用活血行瘀、通导攻下法治疗。

568 根据《素问·奇病论》,试述脾瘅的病因病机、症状特点、转归、治则治法、方药。

脾瘅是由于过食肥甘厚味,化湿酿热,湿热困脾,五谷精气上泛所致,故以湿热困脾为其主要病机。由于五谷精气上泛则口甘,过食肥甘则中满,故以口甘、中满为其症状特点。若不及时治疗,脾瘅可发展为消渴病。湿热困脾,其治理应清热化湿,而原文指出"治之以兰",如佩兰之类,这是因为佩兰芳香辛散,长于化湿醒脾,使湿浊得去,脾气健运,则蕴热自去,此乃不治热而热自除之法。

569 试对《素问·脉要精微论》中脉象主病的内容加以分析。

短则气病:短,指脉体应指而短,不及本体;气病,气血有病变的脉象,如气滞、血凝,其脉短涩;气血不足,其脉短而细弱。数则烦心:数脉为热,无论实热或虚热,热甚则心烦不安,故见数脉并大多兼有烦心症状。大则病进:大,脉象满指而大;病进,病情在持续发展;实证见大脉,说明邪正斗争激烈,病势尚在发展;虚证见大脉,说明虚证有进一步深重趋势。上盛则气高:上部动脉偏盛的则喘满。下盛则气胀:下部动脉偏盛则腹部胀满。代则气衰:代脉,脉来缓弱而有规则的间歇,主脏气衰弱。细则气少:细脉,脉形细弱丝状,主诸虚劳损、气血虚少。涩则心痛:涩脉,往来艰涩不滑利,主气血虚少或气滞血瘀,心痛多见涩脉。浑浑革至如涌泉,病进而色弊:脉来滚滚而急,如泉水般涌出,主邪气亢盛、病情危重。色弊,气色败坏。绵绵其去如弦绝:脉象微细,似有似无。如弦绝,形容脉来卒然断然不至,为死候。

570 试述《素问·脉要精微论》中脉象主病的意义。

该篇从脉象的动静变化来判断各种不同的病变：从脉体应指部位的长短可以了解气血运行正常与否；从脉体的大小可以掌握病势发展的情况；从脉的前后分部以知病位的上下；从脉的节律可以判断脏气的正常与衰败；从脉形的粗细可以观察病证的虚实；从脉的滑利艰涩可了解气血的运行情况；文中对危重、临终的脉象亦有描述，如"浑浑革至如涌泉""绵绵其去如弦绝"等均属真脏脉，说明五脏真气败露，胃气衰败，再参以"色弊"则诊断为死候无疑。这些内容都紧密联系临床，故为中医脉诊的重要理论渊源。

571 根据《素问·脉要精微论》，试述五脏失守对临床诊断疾病的意义。

该篇介绍了诊察五脏失守的方法，即通过望、闻、问、切诊了解其病症表现：声音重浊，系中气为湿邪所困，为脾失守；声低息微，言不接续，系气为劫夺，为肺失守；不知羞耻，骂詈不避亲疏，系神明之乱，为心失守；泄利失禁，门户不固，系肠胃失调，为脾失守；小便失禁，系膀胱失约，为肾失守；并提出"得守者生，失守者死"的论断，以强调五脏及其所藏的精、气、神的重要性。

572 根据《素问·脉要精微论》,试述五脏失强对临床诊断疾病的意义。

该篇介绍了通过望诊观察"形之盛衰"以了解五脏精气盛衰的方法。头为精气神明之府,如头倾视深,说明人的精神将竭;胸背内藏心肺,如背曲肩垂,提示心肺精气衰败;膝为诸筋所聚之处,如行则偻附,显示肝主筋的功能衰败;肾位于腰,腰若转摇不利,行则震颤,提示肾精亏竭。总之,"得强则生,失强则死"。上述举例意在揭示中医的诊法,就是根据藏象表里相应的理论,从表知里,以判断五脏六腑病变及预后的。

573 根据《素问·脉要精微论》,试述四时脉象的特点及诊断意义。

在论述脉应四时的前提下,该篇提出如何判断四时不同的脉象,用多大的指力、着力的深浅度,讲诊脉方法。具体而言,春脉浮,显现部位浅表,诊脉时应轻取,指力不宜过重,能感受到脉浮于皮肤,有滑利之象。夏日泛泛有余,既要用中等指力取脉,因脉在肤,较春日在"波"稍深,则可感受到洪大有余的脉象。秋日"下肤",诊脉时要轻轻深按,才能正确体会秋脉如"蛰虫将去"之象。冬脉部位最深,非深按之不得,故须重按至骨乃得。部位在内的须重按之,病位在经络者,始用浮取法,终用沉取法,浮沉相比较,才能得知病在外否。所以这些都是诊脉中的法则和要求,作为医生必须掌握。

574 试述尺肤诊的含义、内容及临床诊断意义。

《素问·脉要精微论》记载了古代常用的尺肤诊法。方法是将前臂内侧尺肤左右各分上、中、下三段,分主不同脏腑部位。尺肤下段,两手相同,内侧候季肋,外侧候肾,中间候腹。尺肤中段,左臂外侧候肝,内侧候膈;右臂外侧候胃,内侧候脾。尺肤上段,右臂外侧候肺,内侧候胸中;左臂外侧候心,内侧候膻中。尺肤前面候胸腹,后面候身后背部。尺肤上段直达鱼际处,候胸部与喉中;从尺肤部的下段直达肘横纹处,候主少腹、腰、股、膝、胫、足等。主要诊察尺肤的寒热、滑涩及络脉色泽,以诊疾病的寒热、津液的盈亏及气血的盛衰。尺肤诊与中医舌诊、脉诊、色诊一样,是人体内部脏腑的信息变化的窗口,从尺肤诊可以了解全身的情况。

575 试述虚里的含义及临床意义。

"虚里"一词,见于《素问·平人气象论》。系胃之大络,它从胃脉支出,贯膈络肺,会聚胃气与精气,在左乳下形成搏动区,是诊察宗气盛衰存亡之处。如其搏动如喘而急,并时有歇止,多系胸中心肺病变;搏动粗实有力,横格于指下,则是腹内积聚的征象;若搏动断绝不续,必宗气衰败,预后不良;倘若搏动剧烈,甚至动应衣服,乃宗气衰而外泄之兆,预后亦差。

576《素问·平人气象论》是如何辨脉之顺逆及预后的?

主要是从脉与证、脉与时的关系来辨别脉之顺逆和预后。若脉证相符,脉应四时则为顺,病易痊愈,即使有病也无其他危险,即所谓"脉从阴阳,病易已""脉得四时之顺,曰病无他"。若脉证相反,脉逆四时,或病传所克之脏为逆,预后多不良,即所谓"脉逆阴阳,病难已""脉反四时及不间脏,曰难已"。

577《素问·玉机真脏论》判别疾病预后善恶的依据是什么?

该篇论述了判别疾病预后善恶的依据,提出以色泽、脉象以及色脉与四时的顺逆,人体形貌的肥瘦刚脆与脏腑气血的功能是否相称,作为判别疾病预后的依据。该篇总结出四种易治和四种难治的情况。"四易"是形气相得,色泽以浮,脉从四时,脉弱以滑。"四难"为形气相失,色夭不泽,脉实以坚,脉逆四时。归纳起来着重望诊与脉诊两个方面。望诊中强调"形""气"统一,"形"指体表形态,"气"指脏腑气血的强弱,"形气相得"实质是"形神和谐",是健康的象征,形神失和是疾病的标志。望色的要点是,色泽明润含蓄为有神,色泽晦暗无华为失神,前者预后好,后者预后差。脉诊强调胃气的盛衰,"脉弱以滑",表现为和缓、从容、滑利之象为有胃气;"脉实以坚",则缺少和缓滑利,为胃气衰弱之征,故病"益甚";脉还需顺应四时,人之气血随四时消长而变化,脉应与之相适应,脉应四时预后好,反之则不佳。

578 试述"虚者活"和"实者活"的临床意义及应用。

《素问·玉机真脏论》在论述"五实""五虚"的预后时指出,五实证生的转机在于"身汗,得后利",身汗则表邪解,后利则里邪除,使邪有出路,内外通利。提示实证治疗应以祛邪为先。五虚证生的转机在于"浆粥入胃,泄注止",浆粥入胃则脾气渐运,气血生化有源;泄注止则肾气渐固,精气得以内藏。提示脾肾两脏对于五脏虚证的治疗有决定意义,说明先天之本肾、后天之本脾对调节全身脏腑功能和虚证非常重要。疾病的症状往往错综复杂,病机虚实互见,故扶正祛邪,谁先谁后,孰轻孰重,当仔细斟酌,以免犯虚虚、实实之戒。

579 试述"气口独为五脏主"的诊病原理?

语出《素问·五脏别论》。首先,气口属手太阴肺经,"肺朝百脉",通过对其脉动的触摸感觉,能诊察全身经脉及其所属脏腑的精气盛衰,这是所以在气口诊脉的基本原因。其次,运营经过气口的气血,化生于水谷精微,源于脾胃,故说"气口亦太阴也",此"太阴"非手太阴而是足太阴;气血是脏腑气化活动的基础,通过诊察气口,可以把握脏腑精气盛衰状况，从而诊察全身疾病，故原文中说"五脏六腑之气味，皆出于胃，变见于气口"。从气口可以诊察五脏病变的角度，可以说气口独为五脏主。

580 结合《素问·异法方宜论》，试述你对"因地因人制宜"的理解。

该篇从治疗学角度，创立"因地制宜""因人制宜"治疗原则，认为不同的地域、不同的气候环境、不同的饮食生活习惯、不同的体质有不同的发病特点，因此，在治疗时，就要采取不同的治疗方法。这是古代医家在长期实际观察、医疗实践中总结出来的。这些医学思想，与现代气候区划理论、医学气象学思想、医学地理学思想相一致，即使在医学、科学发达的今天，《内经》的这些思想和理论对临床实践仍具有重要的指导意义。

581 试述运用阴阳理论指导虚实补泻的临床意义。

根据《素问·阴阳应象大论》，治病要辨别病之轻重，分别采用宣散解表、攻下逐邪之法；辨别形虚和精亏，选择温补阳气或填补真精的治法；辨别病在上、中、下的不同部位，运用因势利导的治则，分别采用涌吐、消导、攻泻等方法；辨别邪实的不同情况，在表用汗法，入里用泻法，急而猛者宜及时制伏病势；辨别病之阴阳不同，从相对的一方治之；辨别气血之虚实，分别以放血、升提补气法治之。

582 试述"形弊血尽而功不立"的原因和机制。

语出《素问·汤液醪醴论》。其认为"形弊血尽而功不立"的原因是由于"神不使"。而"神不使"的原因，是因患者"嗜欲无穷，而忧患不止"，导致"精气弛坏，荣泣（涩）卫除"，于是"精神不进，志意不治"。故概括其机制为"精坏神去"，也即神机丧失，对任何治疗措施都不能做出反应。所谓神机，是以人体血气营卫、精气为物质基础的生命功能，它关系到人的精神活动、抗病能力，以及针药的治疗效应等。

583 试述"病为本，工为标，标本不得，邪气不服"的含义。

语出《素问·汤液醪醴论》。句中"病"和"工"有多种注释。其一，病指患者，工指医生。标本不得谓患者与医生不能相互配合；其二，病言疾病，工为医者采用的治疗方法，标本不得意谓治疗方法与患者的疾病不相符合；其三，病是患者的神机，工指医生的治疗方法，标本不得言患者的神机对医生的治疗方法已不起反应，邪气就不能被制服。根据"神不使"和"神去之而病不愈"，应是第三种较妥切。

584 结合《素问·五常政大论》，试述四种特殊服药方法。

① 凉药热服："治热以寒，温而行之"。要求治疗热

病用寒凉的方药,在汤药尚温热时服用。② 热药凉服:"治寒以热,凉而行之"。治疗寒性病证应用热性方药,必待药汤凉后再服用。③ 凉药凉服:"治温以清,冷而行之"。治疗温热病证当用清凉方药,要等待药汤凉后才可服用。④ 热药热服:"治清以温,热而行之"。治疗寒性病证当用温热方药,要趁药汤热时服用。

585 结合《素问·五常政大论》,试述用药法度及饮食调养的作用。

疾病有新感和痼疾的不同;方剂有大、小、缓、急、奇、偶、复的区别;药有有毒、无毒的差异;人有耐毒、不胜毒之体质不同……因而用药有一定的法度。中医药治病的关键是调整机体的生命功能,调动机体主动的驱邪、抗病、康复能力,故用药不要求除邪至尽,强调食疗、食养促使机体正气自然康复。这一观点对当今临床具有深刻的现实意义。

586 根据《素问·至真要大论》,试述正治与反治的概念和具体方法。

该篇所说"逆者正治",正治法又名"逆治法",即逆疾病征象而治,即所选药物的属性与疾病的性质相反。适用于病情轻浅而单纯无假象的疾病,所谓"微者逆之"。如寒者热之,热者寒之,坚者削之,客者除之,劳者温之,结者散之,留者攻之,燥者濡之,急者缓之,散者收之,损者温之,逸者行之,惊者平之等。该篇所说"从者反治",反治法又名"从治法",即顺从疾病假象而治。适用于病势较重,病情复杂并出现假象的疾病,所谓"甚者从之"。如寒因寒用,热因热用,塞因塞用,通因通用。反治法是针对病证假象制定的治法,但从本质上来说,药性与疾病的性质还是相反的。